U0270300

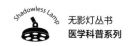
探索检验数据
背后的秘密

主　审　龚　倩　倪培华
主　编　王金金　徐黎明　朱菊花
副主编　袁梦娇　俞宛君　林见敏

上海交通大学出版社
SHANGHAI JIAO TONG UNIVERSITY PRESS

内容提要

本书以"探索检验数据背后的秘密"为主题,从老百姓的角度,运用通俗易懂的撰写方式,从"走进检验、认识检验"开始,围绕检验前影响因素、检验中结果影响因素、检验后报告的解读、医患对话、解释疑惑这几个方面展开撰写,让老百姓了解检验数据背后的秘密。本书适合广大健康爱好者,也可供医务人员学习使用。

图书在版编目(CIP)数据

探索检验数据背后的秘密/王金金,徐黎明,朱菊花主编. —上海:上海交通大学出版社,2023.6 (2023.7重印)
ISBN 978 - 7 - 313 - 28717 - 5

Ⅰ.①探… Ⅱ.①王…②徐…③朱… Ⅲ.①医学检验—基本知识 Ⅳ.①R446

中国国家版本馆 CIP 数据核字(2023)第 095512 号

探索检验数据背后的秘密
TANSUO JIANYAN SHUJU BEIHOU DE MIMI

主　　编:王金金　徐黎明　朱菊花
出版发行:上海交通大学出版社　　　　　　地　　址:上海市番禺路 951 号
邮政编码:200030　　　　　　　　　　　　电　　话:021-64071208
印　　制:上海颛辉印刷厂有限公司　　　　经　　销:全国新华书店
开　　本:880mm×1230mm　1/32　　　　印　　张:5.125
字　　数:76 千字
版　　次:2023 年 6 月第 1 版　　　　　　印　　次:2023 年 7 月第 2 次印刷
书　　号:ISBN 978 - 7 - 313 - 28717 - 5
定　　价:68.00 元

编委会

—— 主　审

龚　倩　倪培华

—— 主　编

王金金　徐黎明　朱菊花

—— 副主编

袁梦娇　俞宛君　林见敏

—— 编　者（以姓氏笔画为序）

王　芳　复旦大学附属中山医院青浦分院

王金金　复旦大学附属中山医院青浦分院

王　菊　复旦大学附属中山医院青浦分院

朱菊花　复旦大学附属中山医院青浦分院

刘蒙蒙　复旦大学附属中山医院青浦分院

李　牧　复旦大学附属中山医院青浦分院

肖阳春　上海市青浦区朱家角人民医院

沈　洁　上海市青浦区朱家角人民医院

陆佳萍　复旦大学附属中山医院青浦分院

林见敏　复旦大学附属中山医院青浦分院

岳　蕾　复旦大学附属中山医院

胡　佳　上海市青浦区中医医院

俞宛君　复旦大学附属中山医院青浦分院

姚嘉怡　复旦大学附属中山医院青浦分院

袁梦娇　复旦大学附属中山医院青浦分院

倪培华　上海交通大学医学院

徐黎明　复旦大学附属中山医院青浦分院

高　霏　复旦大学附属中山医院青浦分院

郭怡华　复旦大学附属中山医院青浦分院

龚　倩　复旦大学附属中山医院青浦分院

彭　荣　复旦大学附属中山医院青浦分院

韩辰宇　复旦大学附属中山医院青浦分院

—— 秘　书

高　霏　复旦大学附属中山医院青浦分院

姚嘉怡　复旦大学附属中山医院青浦分院

序言

　　医学检验作为一种重要的医学诊疗手段,早已深入到我们的生活之中。无论是在三级医院还是在社区卫生中心,我们都能够看到检验科室的身影。医学检验是现代医学诊疗的重要组成部分,通过对来自人体的材料进行微生物学、免疫学、生物化学、血液学等方面的检测,从而帮助医生进行病情判断、治疗方案制订和疗效监测等工作。然而,对于普通人来说,医学检验报告上的各种数据和指标往往难以理解,甚至会造成误解和导致焦虑。为了解决这一问题,编者们特意撰写本书,希望能够普及有关医学检验的相关知识,帮助读者更好地理解和运用检验数据。

本书以通俗易懂的语言,从医学检验的发展史、检验报告的产生过程、留取标本的注意事项等方面进行讲解,旨在帮助读者更全面地了解医学检验的相关知识。同时,本书还通过一些具体的临床案例,展示了医学检验在实际临床中的应用,以及检验数据如何帮助医生做出正确的诊疗决策。

在本书中,编者们还将深入浅出地介绍一些常见的关于医学检验数据的误解甚至是谣言,以及如何正确地理解这些数据的知识。通过阅读本书,读者将会更加深入地了解医学检验数据的含义和作用,以及如何正确地解读检验报告。

特别值得一提的是,这本书不仅适合普通读者,也适合医学生和医生。对于医学生和医生来说,这本书可以帮助他们更好地了解和掌握与医学检验相关的知识,提高他们的临床实践水平。对于一般读者来说,这本书可以帮助他们更好地了解自己的身体状况,并在需要时与医生进行有效的沟通。

本书旨在为读者提供一份有关临床检验的科普材

料,同时也是对医学检验工作者的一次致敬。医学检验工作者不仅需要扎实的专业知识和技能,还需要高度的责任心和精益求精的工作态度。希望本书能够帮助读者更好地了解医学检验工作者的工作,同时也能够提高公众对检验数据的认知水平。

我们相信,《探索检验数据背后的秘密》这本书将成为大众了解医学检验的重要参考书,帮助人们更好地认识疾病和管理自己的健康。

最后,我们要感谢所有为本书编写和出版做出贡献的人员,同时也感谢广大读者对本书的支持和关注。我们希望读者们会喜欢这本书,并从中获得知识和启发!

龚　倩　倪培华

2023 年 5 月

目录

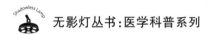

第三章　困惑的样本

第四章　只有检验师知道的事

第五章　真相并不像你所看到的

第六章　十五条与检验有关的谣言

探索检验大家族

第一章

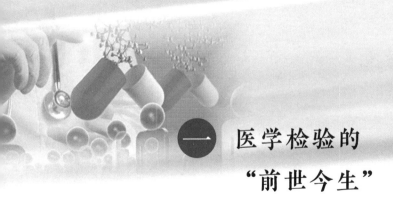

一 医学检验的"前世今生"

　　医学检验学从诞生伊始就和临床医学密不可分，随着医疗技术的发展和其他各类技术手段的进步，医学检验在疾病诊断、治疗及预后判断等方面发挥着越来越重要的作用。进入21世纪以来，自然科学的蓬勃发展又给检验医学提出了更新、更高的要求。

　　本节我们带您穿梭于医学检验学的历史长河中，来了解医学检验的"前世今生"。

医学检验的"前世"——

　　公元1500多年前，古埃及记载了一种使人消瘦的神秘疾病,患者的尿液如同蜂蜜一般能吸引蚂蚁,当时的人们已经意识到能通过尿液的物理性状辅助疾病诊断,甚至到了中世纪还催生出了一类奇特的职业——品尿师。在公元前 300 年左右,古希腊著名医学家希波克拉底首次提出了"体液学说",即人的体内存在四种体液——血液、黏液、黄胆汁、黑胆汁,四种体液处于平衡状态则为健康,失衡状态则为生病。体液学说的提出挑战了古代西方社会早期对疾病解释的神灵观念,并提出通过尿液检查诊断疾病的可能。

17 世纪下半叶,出现了用化学方法检测尿液中的蛋白质、胆红素等方法,这标志着"临床化学"的诞生。第一台显微镜的发明开启了细胞学检验、微生物学检验的时代。1887 年,乔治·多克(George Dock)在费城大学医院建立了历史上第一个专门的临床实验室。

19 世纪的英国,茶叶掺假、造假盛行,为此英国政府开始大量培养专业的茶叶检验员,对进口茶叶质量进行检验,并确定茶叶等级,这算是最初的"检验员"。1912 年,英国成立了世界上第一个医学检验学会即病理学与细菌学实验助手协会,1942 年更名为医学检验技术协会,简称 IMLT,1975 年又更名为医学检验学会,简称

IMLS。由 T 到 S 的更改虽然仅有一字之差，却反映了医学检验专业发生了质的飞跃，由单纯的技术性（T）的工作发展到了拥有一套完整体系的学科（S）。

我国医学检验的"今生"——

我国的医学检验学起步较晚。中华人民共和国成立之前，专业医学检验实验室屈指可数，专业从事临床检验的人员很少。中华人民共和国成立之后，我国一批医学检验学专家为我国临床实验室建设、检验技术发展和人才培养做出了突出贡献，医院的检验科从无到有，进入萌芽和发展的新阶段。

随着我国检验队伍的不断扩大，人员的知识结构和教育水平也得到很大的改善和提高。从依靠简单的显微镜、试管、试纸到现代自动化、综合检验检测设备，从检验检测项目的速度到敏感度、精确度，我国检验检测技术发生了翻天覆地的变化。

自 20 世纪 80 年代开始，我国临床检验专业飞速发展，学科建设空前活跃，实现了从"医学检验"向"检验医学"的发展转变，建立了众多亚专业，包括临床检验学、临

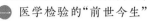

床生化学、临床免疫学、临床血液学、临床微生物学和分子生物学等。检验医学实验室的建设经历了从手工作坊式到标准化、自动化、智能化的发展过程,检验效率和检验结果的准确性得到了极大提高,专业人才队伍也日益壮大,教育水平不断提升,这些都标志着我国检验医学进入了现代化时代。

1978 年我国成立了中华医学检验学会,1982 年成立了卫生部临床检验中心(National Center for Clinical Laboratory,NCCL)。NCCL 以临床检验质量控制与改进为主要工作方向,承担卫生部委托的全国临床检验质量管理与控制工作,运行全国临床检验室间质量评价计划,建立、应用临床检验参考系统,开展相关科学研究。

我国医学检验实验室历经半个多世纪、几代检验人的努力,从纯手工操作、简单指标检测的"作坊式检验",飞速发展至当今现代化、自动化、智能化的实验室。除了环境、检测设备、场地等硬件条件的极大改善外,检验从业人员的数量、专业素养、知识储备、技术能力等也均有了大幅提高,为临床提供的检测项目、可承载的检测量、完成检测的速度更是有了成倍增长。同时实验室管理和检测质量控制的科学伦理和实践经验不断丰富,为患者和临床提供了更安心、更便捷的服务。当今高新检测技术的快速发展，以及以计算机科学为基础的人工智能、网络通讯和大数据等技术平台的发展，给检验医学的发展带来了新的机遇与挑战。

随着医学科技的进步，检验医学的发展及现代医学管理模式的革新，检验医学在疾病的诊断、治疗、预防和健康检查、管理等方面发挥着越来越重要的作用。检验科良好的管理，对于提高和巩固检验科的地位，保持检验科在现代医学中的可持续发展起着关键性的作用。

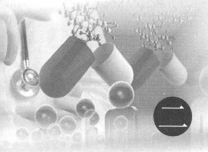

二　检验十二时辰——
触摸医学温度

检验十二时辰,带你走近你不了解的我们。

卯时(5:00～7:00)

清晨的第一缕阳光刚唤醒整个医院,检验科同事早已精神抖擞地奔走进各科室,收集检验标本,然后送回"大本营",进行前处理。

辰时(7:00～9:00)

"海棠庭院又春深,一寸光阴万两金"。检验科是标准的"惜春""惜光阴"的代表，在门诊、病房、行政部门工作开展前，我们早已热火朝天地做着准备工作。开工的号角已吹响，窗口岗位工作正式开启，采血窗口前早已人头攒动。仪器的开机与保养、试剂的添加、质控与失控处理等是我们每天的"热身操"，以上都得赶在患者及标本到来之前做好准备。门诊采血窗口担负着门诊各科患者血标本的采集任务，由于人员结构复杂，工作量大，并且患者经过挂号、诊室、交费等多种手续，在排队办理结束后，再到采血窗口等候采血，造成短时间内人员聚集，排队过程中心理上容易产生急躁情绪。在这种情况下，优化服务流程，开展优质服务，为患者提供"优质、高效、低耗、满意、放心"的医疗服务尤为重要。工作人员每天会遇到形形色色的患者及家属，总能保持最大的热情与耐心为大家服务。

巳时(9:00～11:00)

早上白热化的战斗持续升温，到了一天的高峰时段。在保证检测质量的同时，我们不断加快检测速度，尽快让患者拿到检测报告。医生与患者为伴，我们与仪器共舞，

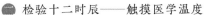

我们熟练操作着各类先进仪器。它们时常也会闹"小脾气",这时我们又成了它们的"医生",专治各项疑难杂症和"任性撒娇"。谁说我们离开仪器不能"活"？手工项目的同事个个能亮出绝活,就像有三头六臂似的,手忙脚不乱。检测结果中的任何蛛丝马迹都逃不过我们审核报告老师的火眼金睛。

午时(11:00～13:00)

对别人来说是午休时间,而我们不得不在岗位上奋战,只能轮番以最快速度充饥。千万别跟检验人一起午餐,他们脚踏"风火轮",语速快惊人,"人忙话不多"说的就是我们,因为还有成山成海的样本等着我们。

末时(13:00～15:00)

会议、讲课等都安排在午休时间,学习长知识,了解医院、科室规章制度,通报工作中出现的问题。中午充好电后以饱满的精神迎接下午的挑战。

申时(15:00~17:00)

下午除了检测如期而至的标本外,最重要的还有仪器的保养与维护,试剂的库存统计、更换与添加,文件、表格的整理与校对,岗位人员考核等,样样都不敢懈怠。

酉时(17:00~19:00)

此时临床工作暂告一段落,当然对于加班人员并未结束。当你已回到温暖的家和家人共进晚餐时,加班人员仍坚守岗位,完成一整天的检测才能下班。

戌时(19:00~21:00)

拖着疲惫身躯的留守人员独自走在安静的医院里,回想着最后有没有疏漏的地方,回味着一天辛勤工作的点滴,终于可以下班回家了。

亥时——卯时(21:00~5:00)

你以为此时检验人的工作就结束了吗？错！急诊检验的同事仍奋战在前线。急诊检验处于医疗第一线,是抢救危重患者的重要环节。

夜太黑,尽管再忙碌,总有人黑着眼眶做检测;

夜太长,尽管再孤单,我们也要用双手呵护你健康。

一粒沙中看世界,一滴水中见人生。检验人时刻谨记"你我携手,健康共守"的核心价值观,都应高举爱岗敬业、拼搏奉献的旗帜,激扬青春,携手并进,在平凡的岗位上实现自己无悔的追求。人生不必波澜壮阔,立足岗位发光发热就是平凡的伟大!

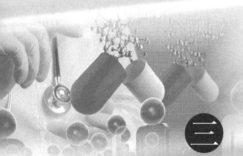

三 未来医学检验——敢问路在何方

现代实验室科学的发展促使过去的医学检验技术、人员结构和管理工作等各方面都得到显著的发展。

1. 检验技术

各种自动化的检测仪器以及实验诊断试剂不断推出，各种生物检测技术大量应用于临床实验室诊断，新的检验技术层出不穷：

（1）POCT（即时检验）技术的发展："床旁检验"使患者可以在家里独自进行检查，不需要复杂的仪器设备和较高的技术要求，因而可以为某些需要长期进行随访观

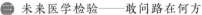

察的患者提供很大便利。新冠疫情时 POCT 技术大展拳脚,与常规 PCR 法形成互补,在各级医疗机构广泛开展。

（2）质谱技术:质谱技术诞生一个世纪以来,随着先进仪器的研发和分析方法的不断改进,人们将质谱技术与液相色谱技术结合起来,突破了传统分析手段的局限性,大大扩展了可分析化合物的范围,加速了人类对于物质世界的探索。质谱技术可以分离复杂化合物并解析离子结构信息来实现对目标物的定性定量分析,拥有高效分离、高分辨率、高灵敏度和快速检测等优势,广泛应用于食品安全、临床诊断、环境监测、生命科学和医学制药等领域。

2. 检验人员结构的发展

据不完全统计,目前我国已有各级临床检验实验室近 10 万家(含第三方检验机构),检验人员 30 多万,从业人员素质不断提高,具有检验医学及相关教育背景的本科学历人员占比＞40%,更有大批接受过临床医学教育的检验医师和具有研究生学历的人员的加入,为检验队伍增添了新的活力。

3. 检验学会的发展

作为我国医学检验发展的"领头羊"，检验学会的发展推动着我国整个检验学的发展。1978 年我国成立了中华医学检验学会；1982 年成立了卫生部临床检验中心（NCCL）；2002 年中华医院管理学会临床检验管理专业委员会成立；2003 年中国医师协会检验医师分会成立；2014 年中国中西医结合学会检验医学专业委员会成立；2015 年中国研究型医院学会检验医学专业委员会成立。各学会的建设对推动我国检验医学与国际的交流发挥了重要作用。

4. 未来医学检验的展望

随着高新科技和现代检验学的发展，许多以往依靠人工进行检验的项目逐步被自动化仪器代替，临床及科研部门对临床实验室和检验人员的要求进一步提高，检验的速度比以往大幅提高，检验项目的数量也比以往大幅增加，推动着我国检验医学的发展。

（1）人工智能的应用。

近年来，人工智能（AI）在医疗检验领域大放异彩，人工智能在样本处理、形态学检验、检验结果审查等过程中发挥着重要作用，有效减少了检验工作人员因主观性因素导致的误差，提高了检验人员的工作效率，人工智能与检验的结合满足了临床对检验专业日益增高的质量要求。人工智能在检验医学中的应用研究已经成为检验发展的重要方向，但人工智能技术在产品应用研发过程中仍存在机器学习模型缺乏可解释性、人才队伍缺乏、安全隐患众多等问题。其原因可能有数据集质量不高、研究设计偏差、人才培养机制不健全、立法和监管不到位等。针对这些原因，可以采取相应对策，包括建立数据录入和采集规范，制定数据标注管理标准，做好模型的风险分析，加强复合型人才培养，健全监督管理体系等，在确保检验医学领域应用的人工智能产品能够在提升诊断效率、减少误诊和漏诊率的前提下，切实提升医疗服务质量。

（2）检验自动化发展。

现代医学中，医学检验的发展速度较快，且大部分检验项目已实现了自动化，临床检验的特异性与灵敏性均实现了一定程度的提升。目前，自动化免疫检验中主要使用的免疫分析技术包括：生物素—亲和素分析技术、酶联免疫分析技术、化学发光分析技术、荧光偏振免疫测定技术及化学发光免疫分析技术等。综合使用各项免疫分析技术后，全自动免疫检验实现了检验结果高特异性与高灵敏性的要求，且具有较强的抗干扰性。临床微生物的自动化的时代也已经来临，尤其是基质辅助激光解析离子飞行质谱的出现及液体转运培养基的使用，为临床微生物检验的自动化提供了巨大的可能。目前临床微生物检验整体自动化的用户不多，但随着越来越多项目的开展，针对临床微生物检验的自动化项目将会得到更深入的研究。

（3）检验人才的培养。

检验专业人员（尤其是本科及研究生学历的检验人才）的培养及使用，在医学检验的未来发展中将至关重要。2003 年，中国医师协会检验医师分会成立。"检验医师"一词在大会上首次提出，标志着我国检验医师队伍的管理向国际化、规范化迈出了重要一步。目前，我国检验医师队伍仍处在人才培养和梯队建设阶段，培养和引进高层次检验医师、明确检验医师岗位职责至关重要，也是未来检验人才培养的重要方向。

（4）区域医学检验中心的发展。

区域医学检验中心是检验医学发展的必然趋势。近年来，国家不断出台政策以推进区域医学检验中心的建设，各项利好政策主张整合和利用现有资源，通过设置区域医学检验中心实现区域医学检验结果互认、仪器和专业技术人员等资源共享。随着体外诊断产业的飞速发展和国家政策的支持，我国独立医学实验室目前已有1300多家，有实力的独立医学实验室开始探索跨地域、连锁化的经营模式，部分独立医学实验室已成功上市。放眼未来，区域医学检验中心将呈现规模化、专科化、平台化、信息化、一体化的发展趋势。各区域医学检验中心也不再是一座座"检验孤岛"，可结合自身的优势和不足，实现信息共享，互通有无，合作共赢，致力于打造检验医学的"区块链"。

随着现代医学的迅猛发展，对临床检验的要求越来越高，未来需要我们每一个检验人一步步脚踏实地地实践。路在何方？路就在脚下。

（袁梦娇 朱菊花）

检验报告的
"奇妙之旅"

第二章

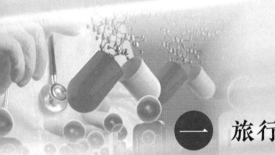

一 旅行前的准备

1. 旅行通关卡——挂号

患者来到医院后,需要根据自身状况,去相应的临床科室挂号。患者在不清楚该挂哪个科室的时候,通常在医院门诊的入口处会有导医台,患者可向导医台的工作人员描述自身身体状况,工作人员会给予专业初判。在挂号完成后,坐诊的临床医生会结合患者病情,开出相应的检验检查单,以及告知患者相关注意事项,完成此操作,患者即可获得旅行通关卡。

2. 旅行路费——缴费

天下没有免费的午餐,医院虽然不以营利为目的,但

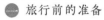

也是事业单位,需要运营发展下去。因此,患者在获得旅行通关卡后,还是要准备好旅途的花销。其中,门诊患者可以在门诊大厅挂号处缴费,或者线上缴费(医保卡、现金、移动支付均可)。住院患者在缴纳初次押金后,会在出院时一并结算。

3. 准备行囊——样本采集

缴费完成之后,患者便能够进行相关检验检查。但不是每个检验检查都是随时随地就能开展的,不同的检测项目,对于检查时间、是否空腹、留取标本的方式、患者自身用药情况的要求等都可能会不一样。患者可在检测前咨询检验科服务窗口以及相关临床医生,或者关注就诊医院检验科微信公众号,很多注意事项都会在公众号中提及。在确认检验检查可以开展时,患者需要在自助机器(有时人工取号)上取号登记,以便确定您的检验顺序。检验科工作人员会根据号单顺序叫号,根据您的检验项目,进行标本采集(注意:部分项目自行留取标本,部分项目由医生采集标本)。住院患者根据检验项目的不同可以自行留取标本、由病区护士或者由临床医生采集标本。

4. 打包行李——标本转运和接收

采集后的标本,由工作人员统一收取,运送至不同的岗位进行检测。请患者放心,标本在转运的整个过程都有电子信息记录,确保每一个标本都能做到实时被监测。而且,在收到样本后,我们会根据检测项目,将它们交到合适的人手中进行检测。整个过程我们都会仔细地核对患者信息、标本检测项目信息、标本是否合格,以保证患者信息无错误,检测项目与标本类型匹配。对合格标本进行下一步处理,对不合格标本予以退回并记录。

5. 准备出发——标本前处理

很多标本都是需要进行前处理工作后,才能在机器上进行进一步检验。例如:血液标本,除了血液常规、血沉等项目外,其他大部分情况都需要离心分离出血清或血浆再进行检测。不要小瞧了离心这个步骤,这一步是非常关键的,血浆分离时间的长短、分离的快慢等因素,对检测结果的影响很大。如果血清或血浆分离不彻底，混有血细胞的血清或血浆会影响许多项目的检测结果，严重时甚至导致仪器加样堵孔，以致工作无法正常进行。

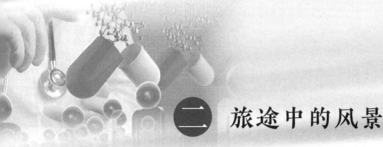

二 旅途中的风景

标本前处理完成之后，就来到了标本检测环节。这时标本就来到了检验科不同的风景点。

（1）生花妙笔，化险为夷——生物化学检验风景点。

全自动化流水线系统可同时检测多个项目，当标本进入仪器设备流水线，便开始了一场关于心、肝、脾、肺、肾的奇妙之旅。生化全自动化流水线系统能够为患者检测有关肝功能、肾功能、血糖、血脂、心肌酶谱、电解质、免疫特种蛋白等种类丰富的检验项目，为疾病的诊断、治疗及预后提供丰富、可靠的依据。用事实说话，用数据答疑，患者得到的是一份份最为客观准确的报告。

（2）基础检验，风光无限——临床基础检验风景点。

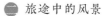

　　临床基础检验顾名思义是检验医学中最基础、最常规的检验项目,包括最基本的血、尿、便三大常规检验和出凝血检验等,通过上述检验可以初步了解疾病的性质。虽然被称为基础检验,但你可不要小瞧了这门技术,正所谓"九层之台,起于垒土",临床基础检验是所有检验工作者必须掌握的基础学科,也是检验发展历史中最初便有的学科。检验工作者从最初通过手工方法检测临床标本,到如今随着科技的不断发展,医学检验手段得到了飞速发展,基础检验的大部分检测工作也由现代化的仪器设备取代了最原始的手工方法,使检验结果更加准确、及时。全血细胞分析流水线能够进行全血细胞常规项目和特殊项目的检测,通过对结果的分析,可以快速判断出就诊患者血液中各种细胞成分的量和质是否发生异常,能提示是细菌还是病毒感染,同时还能初步判断患者的贫血类型。此外,一些血液系统疾病由于呈隐匿型发展,人们非常容易忽视其早期轻微症状,因此定期进行血常规检验有助于早发现、早治疗。尿沉渣分析仪看起来不起眼,但无论尿液中出现红细胞,还是白细胞,或者形形色色的结晶管型及细菌,它都能准确发出信号。全自动血凝仪,解决了以往凝血项目检测繁琐及重复性差的问题,能够准确快速地检测患者的凝血功能。凝血功能指标与各种疾患有着密切联系，如动脉粥样硬化、心脑血管疾病、糖尿病、动静脉血栓形成等。同时，需要手术的病人也需要全自动凝血分析仪进行凝血功能检测，避免在手术过程中发生大出血。

（3）免疫万事屋，新手来入门——免疫学检验风景点。

随着医学研究的不断深入，人们逐渐对免疫学有了更多的认识，免疫系统在我们人体识别并清除有害生物及其成分过程中发挥着重要作用，而越来越多的疾病被发现与免疫系统紊乱有关。因此，临床中针对免疫性疾病的诊疗也推动着检验医学需要在免疫检测方向有更多的探索与发展。作为检验医学发展历史中的后起之秀，近些年，免疫学检验发展极为迅速，在临床对各类免疫性疾病、肿瘤、感染性疾病的诊疗中发挥着重要作用。全自动免疫流水线系统不但可以实现标本的自动传输，还能够识别试管的类型，并代替人眼对血清量和质量进行判别，可用于检测内分泌激素、肿瘤标志物、甲状腺功能、乙肝两对半、丙肝、艾滋病、梅毒等项目，还能为临床提供妊娠评估以及内分泌系统、肿瘤及感染性疾病的诊断及预

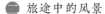

后跟踪。免疫室都会有个小黑屋,里面到底隐藏着什么宝藏呢?原来是用于阅读自身抗体荧光涂片的荧光显微镜,在星星点点的绿色荧光中,检验师通过荧光显微镜,洞察蛛丝马迹,还原疾病真相。流式细胞仪,这台高精尖的仪器可以帮助检验人员分析分选细胞,为评估患者免疫功能、白血病分型、强直性脊柱炎等提供更为可靠的依据。

(4)微微世界,大大不同——微生物学检验风景点。

这个世界不仅属于我们,还属于微生物。何为微生物?细菌、病毒、支原体、真菌都属于微生物的范畴,它们存活在地球上已经几亿年了,无处不在。临床中,微生物的感染是非常常见的,因此微生物检验在医学中是必不可少的。如果说花圃是培育鲜花的温室,那么检验科里的各种设备便是培养微生物的温床。在检验科里,脏的、臭的微生物都是宝贝,有毒的、有害的微生物都是常客,温箱、培养基都是它们的最爱,微小的它们必须经过适宜的温度、营养才能生长。别小看那一台台体积不大的显微镜,经过几十倍至几百倍的放大,微观世界的奇妙便一览无余。再通过医生反复地检测、比对、实验,让大家看清这些微生物究竟是何方神圣。当然,下一步就是对症下药，挑选出能够消灭它的武器——抗生素！

（5）谁动了我的 DNA——分子生物学检验风景点。

核酸，就是我们口中常说的 DNA 和 RNA，新冠核酸检测的便是新冠病毒的基因组 RNA。没错，检验科是检测新冠病毒的地方，当然我们这里不只是检测新冠病毒，其他病原体如乙肝病毒、人乳头状瘤病毒等，也是在这里检测的。这里也能进行有关癌症的筛查及个性化治疗分析。这里有着非同一般的安全防护，工作人员穿着防护服在房间内不停地穿梭忙碌，看似普通的传递窗，有着重要的功能，它能够减少医护人员不必要的走动，防止病毒和细菌乘虚而入，避免交叉污染。在这里，检验工作者会在生物安全柜中发现样本背后的神秘信息，检测完成后，上报给临床医生。

（6）与死神赛跑的地方——急诊检验风景点。

急诊检验是拦在患者与死神之间的一道坎。在这里，没有最快，只有更快。检验工作者会用熟练手法，以认真谨慎的态度，快、准、狠地发布报告，毕竟对于很多人来说，我们快一秒就多一分生还的希望。急诊检验通常是检验科中最独特的存在，这里面积不大，但可谓麻雀虽小五脏俱全，并且是 24 小时工作，不仅包括三大常规项

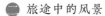

目、出凝血项目,还有急诊生化项目。这些都是为了服务急危重症患者,为他们开辟绿色通道,对急重症患者肝脏、肾脏、心脏、胰腺及出凝血功能的评价提供最精准、快速的结果,为临床医生针对患者疾病的诊断、病情发展变化的判断提供准确的参考依据!

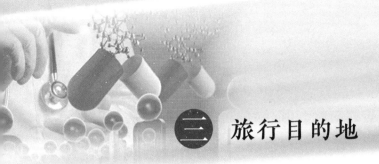

三 旅行目的地

1. 检验报告的诞生

（1）结果输入：不少全自动仪器可实现检验结果的自动传输，但仍有不少项目结果需要检验人员手工输入，这时需要检验人员仔细核对原始结果记录与患者信息。

（2）结果判断和处理：当检测结果获得后，是不是就完事了？答案当然是否定的。检测结果出来后，少不了的就是人工审核这一步，这也是更重要的一步。要给临床医生提供可靠的检验结果，检验人员必须综合当天的质控结果、临床医生的诊断提示、标本状态等因素来评估检测结果的可靠性，方可审核后发送报告。如果遇到严重异常的结果，还需要及时与临床医生沟通，了解患者是否有特殊情况。

（3）报告传递：检验科的信息系统与医生的信息系统的相互连接的，因此检验报告发送后，医生可以在电脑上查到您的检验结果。

2. 给我一个合理的解释

结果解释：拿到检验报告单后，您就可以去临床医生那里回诊了。毋庸置疑，一份合格的检验报告是离不开您配合的，假如您遇到难懂的问题，就来检验科咨询哦！

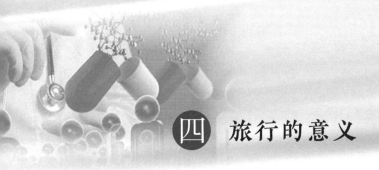

四　旅行的意义

检验流程全知道

　　一番游览下来，相信您一定对医院的检验流程有一个大概的了解了吧，我们还有贴心的示意图，图2-1为医院基本检验流程示意图，供大家参考。

这不仅仅是数字

　　一份来之不易的检验报告，显示的不仅仅是一串串数字，更是患者的健康信息。诚然，现在的检验科越来越自动化，但这仅是检验科工作人员帮助患者获得准确检验结果的得力工具和助手，事实上，每份检验报告背后都蕴涵着推动临床诊断治疗决策的关键信息！在解读一份

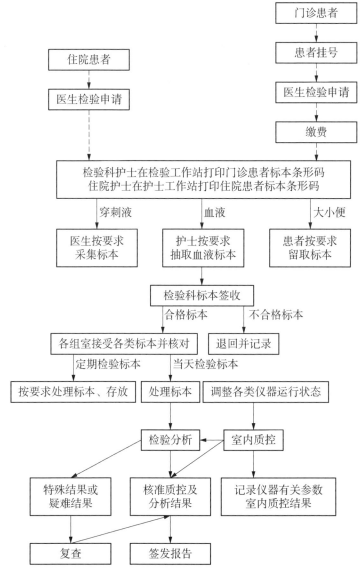

图 2 - 1　医院基本检验流程示意图

检验报告时，不同人群在不同生理状态下检验结果的变化、多项检验结果的联合、检验检查的目的、临床表现及治疗情况、正确的标本采集以及检验过程中存在的干扰因素等都需要考虑在内。

因此，一份检验报告，不能只关注数字，要对检验结果抱有正确的解读态度。

（俞宛君）

困惑的样本

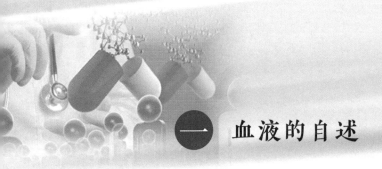

第三章

一　血液的自述

　　大家好，我是血液，由血浆和血细胞这两个大兄弟组成，是心血管系统内循环流动的流体组织。我的工作是负责沟通机体内外环境、维持机体内环境的稳定及参与多种物质的运输、免疫、凝血和抗凝血等过程。

　　由于实验室检查的需要，根据不同的来源，我被分为动脉血、静脉血和末梢血，不同来源的我所含物质浓度也不全相同。分析不同来源的我，可为临床诊断、疾病进展及预后判断提供各自不同而有用的信息。当我从你们身体流出以后，流入一个个五颜六色的试管里面，然后被送到实验室进行一系列的检测分析，并用数字对你们的身体进行理想评价，那么怎样的我才能让这些数字客观而真实呢？采血前需要注意哪些问题？且听我细细说来。

1. 空腹抽血到底需要"空"多久？

空腹采血宜安排在上午 7:00～9:00，要求采血前至少禁食 8 小时，以 12～14 小时为宜，但建议不超过 16 小时。患者在采血前不宜改变饮食习惯，应维持正常的生活习惯，且 24 小时内不宜饮酒。

2. 空腹期间能喝水吗？

空腹期间若实在需要饮水，可少量饮用白开水（100 毫升以内）。且到达医院后就不能喝水了，更不能喝含糖的饮料、咖啡、茶水、酒等。

3. 采血前对患者饮食有要求吗？

以部分生化检测项目为例，如酒精在血液中会促进细胞分泌甘油三脂，使得血脂升高；高蛋白质及高嘌呤食物会使尿酸或尿素氮升高，但对肌酐影响不大；油腻的食物会使血清或血浆呈现乳白色样浑浊而干扰血脂检测结果，导致血清甘油三脂浓度太高（建议患者素食3天再复查生化指标）；高盐的食物会导致体内钾钠失衡，导致高钠血症，影响生化检测结果。

4. 运动会对检测结果产生影响吗？

采血前24小时，患者不宜行剧烈运动，剧烈运动后，肌酸激酶、肌酐、尿素氮、尿酸、血钾等会升高。所以，采血前两天不要做剧烈运动，采血前1小时也不宜进行散步等轻度活动。采血当天应避免情绪激动，采血前宜静息至少5分钟。若需运动后采血，则遵循医嘱，并告知检验人员。忌情绪波动，紧张、情绪激动可影响神经—内分泌功能，致使血清非酯化脂肪酸、乳酸、血糖等升高。所以采血前要控制情绪，保持心绪稳定，不要来回走动、吃冷饮或吸烟等。

5. 临床用药会影响检验结果吗？

药物对检验结果的影响不容小觑。因为药理学和毒

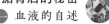

理学的作用,当患者服用药物时,会对检验结果存在干扰。例如:服用大剂量维生素 C 可使运用氧化酶法检验的血糖结果减低,使用青霉素、茶碱可减低机体碱性磷酸酶的活性等。采血要空腹,但对慢性病患者服药应区别对待,忌盲目停药。如有些患者每天清晨服降压药,贸然停药或推迟服药会引起血压骤升,发生生命危险。所以高血压患者应照常服完降压药后,再接受采血。若正在服用抗生素类药品、维生素 C 或减肥药物,待停药 3 天后再接受采血。

6. 采血时间会影响检验结果吗?

当然是有影响的。

(1)最具代表性时间:①血液标本一般应在晨起空腹时采集,可以减少饮食及昼夜节律等对检测指标的影响;②患者晨起时一般处于平静状态,可减少运动等因素对检测结果的影响;③现行生物参考区间多基于健康人空腹的条件下建立的,检测结果更具有临床意义。

(2)高检出率时间:①丝虫病检查:微丝蚴检查应尽

量在晚上 9:00 至次日凌晨 2:00 之间采集;②疟原虫检查:最佳采血时间为寒战发作时。

(3) 部分检测项目对采血时间有不同要求:①促肾上腺皮质激素及皮质醇:生理分泌有昼夜节律性,常规采血时间点为 8:00、16:00 和 24:00。②女性性激素:生理周期的不同阶段有显著差异,采血日期需遵循医嘱,采血前与患者核对生理周期。③药物浓度监测:具体采血时间需遵循医嘱,采血前与患者核对末次给药时间。④口服葡萄糖耐量试验:试验前 3 天正常饮食,试验日先空腹采血,随后将 75 克无水葡萄糖溶于 300 毫升温水中,在 5 分钟内喝完。在第一口服糖水时计时,并于 2 小时采血,其他时间点采血需遵循医嘱。

7. 不同体位采血会影响检验结果吗?

从仰卧位到直立位的过程中,大约有 8% 的体内水由血管中进入间质组织中。患者由直立位转为坐位或仰卧位后,抽血测得的蛋白质、蛋白质结合物、细胞比等数值至少比让患者仰卧 10 分钟后抽血所测定的结果要高 3%～8%。对于一些参数,由上述原因所导致的影响要比分析不精确造成的影响还要大。例如,血红蛋白、红细胞计数、白细胞计数、红细胞压积、总蛋白、胆固醇、白蛋白、免疫球蛋白和钙离子浓度。这种改变在患有水肿的患者中比在健康人中更明显。人体直立、手臂下垂时的血液浓度比保持手臂于心房水平高度时要高。由于体内循环的改变,由仰卧位到直立位可以导致去甲肾上腺素、醛固酮和肾素水平升高两倍以上。门诊患者采用坐位采血,病房患者采用卧位采血。体位对某些检测项目(如肾素、血管紧张素、醛固酮等)的检测结果有明显影响,需遵循医嘱要求的体位进行采血。

根据上述要求,当血液被采集以后,送到实验室进行检测,这些检测标本都能被实验室接受吗?答案是:不一定。因为实验室为了严格控制检测结果的误差,对标本的要求很高,不合格的标本会对实验室的检测结果产生干扰,从而导致结果不准确,所以会被实验室拒收或者要求重新采集后再进行检测。那么,有哪些情况会被拒收呢?

(1)标本量少:未能一次抽出血液或未能抽出足够检验用的血液量。例如,患者肥胖,静脉血管不易显露等,给采血带来困难。

（2）标本类型错误：申请检验项目与标本类别是否不符，影响检验结果。

（3）标本容器错误、破损或标本丢失：如无菌容器使用有菌容器或真空采血管的误用，破损导致标本遗漏，血液标本抗凝剂使用错误，

（4）标本外观：如血液标本有明显的脂血、溶血、乳糜状，抗凝血检查标本中有凝块等均可对检测结果产生干扰。标本溶血是临床检验中最常见的对检验结果有干扰和影响的因素，对血细胞内外物质浓度不同的相应分析物的检验结果有直接影响，如出现钾离子、镁离子、乳酸脱氢酶、谷丙转氨酶、谷草转氨酶等升高或者血细胞成分进入血清（浆）中，与被检测物质或检测试剂发生化学反应，从而间接影响待测物浓度；另外血红蛋白本身颜色也可对检测造成干扰，影响对结果的判断。因此，对发生严重溶血的标本应扔弃，及时重新采血送检。

（5）标本运送时间：标本采集到接收之间的时间间隔过长对检测结果有影响。

（6）标本运送条件：进行血气检测的标本不应该与空气接触，如果在运送过程中与空气接触，也会造成检测结果的不准确。

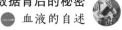

　　综上所述，以上这些原因都会使实验室对血液的检测产生或多或少的误差，从而可能影响医生对疾病的诊断、进展及预后判断。

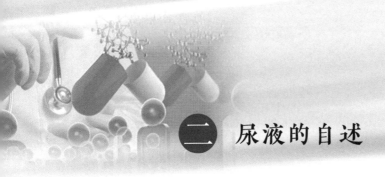

二　尿液的自述

　　大家好，我是尿液，是大家生活中不可缺少的朋友。我是由肾脏产生，输尿管负责输送，膀胱负责暂时储存，最后经尿道排出体外。虽然大家对我已经习以为常，知道我的异常会导致身体出现"故障"，通过分析我的颜色、细胞、蛋白质、葡萄糖等来"对症下药"，但你们知道怎么留取一个合格的尿样才能让化验数据准确可靠呢，有哪些注意事项呢，下面就为大家一一道来。

1. 尿液留取时间很重要

　　如果想做尿有形成分检查和尿妊娠试验，就要留取晨尿。晨尿通常就是清晨起床后,未吃早餐和未做运动时排出的尿液。这时的尿液中有形成分较完整,化学成分浓度较高。而随机尿是无须任何准备、不受时间限制、随时排出的尿液,适用于门、急诊尿液筛查。计时尿是采集规定时间段的尿液,通常用于尿化学成分的定量测定,目前常用的是 24 小时尿液。在开始采集的当天,排尿并弃去尿液后开始计时,将 24 小时的尿液收集在干燥洁净的容器内。如果需要做尿培养,患者就需要停药 3 天后留取中段尿。留尿前先清洗外阴,再消毒尿道口,在不间断排尿过程中,弃去前、后时段的尿液,用无菌容器收集中间时段的尿液。女性朋友们留取尿液时还需避开月经期,避免阴道分泌物混入尿液,从而影响医生的诊断。

2. 要有合适的收集容器

清洁、干燥、一次性使用、有较大开口便于收集的尿杯是目前医院中使用最多的收集容器,千万不能用家里装药的瓶瓶罐罐,万一有药物残留就会影响检测结果。比如,青霉素会导致尿蛋白呈假阴性,导致尿糖呈假阳性,维生素 C 会导致尿糖和胆红素呈假阴性。你在家洗干净了，也不管用，因为有些表面活性剂、消毒剂也会干扰尿液的检测，从而导致假阳性或假阴性的出现，造成结果的偏差。留取 24 小时尿液有专门的尿桶，容积应为 3 升左右，上面有清晰的刻度显示，千万不能在家随便留，要去检验科收集，工作人员会根据你的检测项目在你的尿桶中放入合适的防腐剂。常用的防腐剂有甲醛和浓盐酸。甲醛用来固定细胞和管型，浓盐酸用于测定 24 小时尿钙、磷、激素代谢产物。甲醛、浓盐酸如果溢出会对人体造成伤害，所以大家千万不要将防腐剂随意倒出来。尿培养需要用到无菌培养杯，普通的尿杯会有杂菌生长，影响结果的判定。最后要记得盖上盖子，防止尿液外溢和污染。

3. 合适的尿量对检测也有一定的影响

现在医院使用的都是全自动尿液流水线，过少的标本会导致仪器无法进一步检查。如果遇到需要人工复核的标本，还需离心机进行离心后镜检。具体过程为：取 10 毫升尿液离心，留下 0.2 毫升沉渣镜检，量不足的话，会影响镜检的结果。

4. 信息核对不可少

不论你是从检验科工作人员手中拿到的尿管，还是从自助机上取到的尿管，都应该核对好姓名。仪器和人都有犯错的时候，因此我们要双向核对。

5. 送检时间很关键

尿液收集后，应在 2 小时内完成送检。尿液在室温放置超过 2 小时，细菌将繁殖，使尿液呈碱性，加快红细胞、白细胞的溶解，使红细胞、白细胞、管型的水平明显降低。如不能及时送检，应置冰箱 $2\sim8℃$ 保存，常规检查不能超过 6 小时，尿培养不能超过 24 小时。如果有防腐剂，则无须置冰箱保存。

大家一定要按照上述要求来做尿检，避免不必要的时间浪费，也为了更好地诊断疾病和判断疾病的预后。

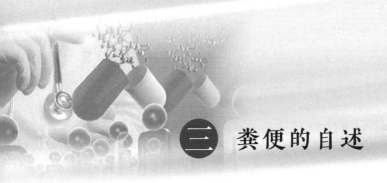

三 粪便的自述

　　大家好，我是粪便，是人体内最有"味道"的成分。大家吃进肚子的食物在消化道内进行分解，营养物质被吸收，代谢产物被排泄出来，从而形成了我。很多人每次看到我，都会掩鼻而走，从不仔细观察我，其实我也能反映身体有没有出现异常，但你们知道怎么留取一个合格的"我"才能让化验数据准确可靠吗？到底该有哪些注意事项呢？下面就为大家一一道来。

1. 要选异常的部分

　　正常情况下，粪便是黄色或棕黄色的，如果遇到红色、黑色、灰白色、酱色的粪便就要注意了。首先要排除食物或者药物的影响,如西瓜、火龙果能使粪便变成红色,服用铁剂、动物肝脏及某些中药能让粪便变成黑色,钡餐造影剂、硅酸铝能让粪便变成灰白色,食用大量咖啡和巧克力能让粪便变成酱色。排除了这些原因,你就要带着异常颜色的粪便去医院化验了。除了颜色,粪便的性状也很重要。正常的粪便是软软的、成形的,球形硬便常见于便秘。如果遇到糊状、泡沫样、稀汁样、黏液血样、黏液脓样、米泔水样的粪便就要注意了,说明你的身体出现了"故障",及时去化验才能找出问题所在。

2. 要有合适的收集容器

如果要做常规检查的话,清洁、干燥、无渗漏的加盖容器就足够了,不要留取尿壶或便盆中的粪便标本。若标本中混入尿液,可导致某些项目检测结果出现错误。粪便标本中也不可混入植物、泥土、污水等异物,易混淆实验结果。不应该从卫生纸或衣裤、纸尿裤等物品上留取标本,不能用棉签的棉絮端挑取标本。如果要做细菌培养的话,需要用灭菌封口的容器收集标本,勿混入消毒剂及其他化学药品，最好用肛拭子直接采集标本进行培养，可提高阳性率。

3. 时机很重要

如果要做隐血试验，检查前3天内须禁食肉食、含动物血的食物、某些含过氧化物酶类食物（如萝卜、西红柿、韭菜、木耳、花菜、黄瓜、苹果、柑橘和香蕉等），禁服铁剂和维生素C等对试验有干扰作用的药物，以免结果呈假阳性。连续检查3天，收集后迅速送检，以免因长时间放置使隐血反应的敏感度降低。如果做细菌培养，则需在用药前进行标本的采集。粪胆原定量检查应收集3天粪便，混合称量，从其中取出约20克送检。检查胆汁成分的粪便标本不应在室温中长时间放置，以免阳性率降低。

4. 如果怀疑自己的身体有寄生虫的话，要根据寄生虫的种类来留取粪便

如检查肠内原虫滋养体，应于排便后迅速送检，冬季要采取保温措施。检查血吸虫卵时应取黏液、脓、血部

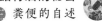

分,如需孵化毛蚴应留取不少于 30 克的粪便,并尽快送检,必要时留取整份粪便送检。检查蛲虫卵需用透明胶带,在清晨排便前由肛门四周取标本,立即镜检。检查痢疾阿米巴滋养体时,应留取新排出的粪便,从脓血和稀软部分取材,并立即保温送实验室,并且实验室接受标本后应立即进行检查。

最后,送检时间很关键,除了上述说的寄生虫检查须立即保温送检外,其他的检查也须在 1 小时内送检完成。

说到这里,相信大家对化验前怎么留取合格的粪便有了初步的了解,千万不要因为嫌弃我就随便装点标本去化验,要为自己的身体负责。

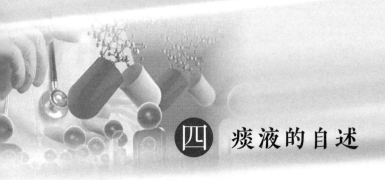

四　痰液的自述

　　大家好，我是痰液，下面我来介绍一下关于留痰的一些事。

　　首先我来说下关于痰标本的留取、频次和留取时机。相对来说，留取痰液还是一件比较容易的事。

什么时候需要留痰呢？

　　下呼吸道感染的时候！

　　凡是发热、咳嗽或咳痰，痰呈脓性、黏稠或血性，并伴有胸痛、气急，肺部闻及湿啰音，外周白细胞总数和中性粒细胞比例明显升高，X线检查提示肺部有炎症浸润或胸腔积液甚至出现感染性休克和呼吸衰竭等时，都应采集痰液或下呼吸道标本。

何时留取以及如何留取痰液呢？

首先应该在使用抗生素之前采集，其次最好是清晨。支气管扩张症患者清晨起床后进行体引流，可采集大量痰标本。

一般的自然咳痰法：在留痰之前，我们需要用清水反复漱口，从气管深部咳出痰，吐入无菌容器内。

痰液送检的频次是怎样的呢？

对于细菌性肺炎，每天送检一次，连续 2～3 天。不建议 24 h 内多次采集。

怀疑分枝杆菌感染（做 3 次痰涂片 + 1 次痰培养），应连续收集 3 天清晨痰液送检。

注意尽快送检，如要保存，放置于 4℃ 冰箱。

实验室里流传一句话：garbage in garbage out（标本如果像垃圾随便留，那么结果也就没有意义）。

我们重视了留痰这件事，才会从中把病原体抓出来！

根据痰标本留取的质量，痰也分为质量好的痰、合格的痰及质量不好的痰、不合格痰。为了留取质量好的痰标本，需要在革兰染色后用显微镜进行镜检：通常痰涂片需在低倍物镜下检测 20～40 个视野，通过观察白细胞和上皮细胞数量的多少来判初步判定标本是否合格。

痰标本镜下分类：

分级	白细胞(个) /低倍镜	上皮细胞(个) /低倍镜
A	>25	<10
B	>25	10～25
C	>25	>25
D	10～25	>25
E	<10	>25

下呼吸道的痰液应是无细菌的，而经口腔咳出的痰带有多种上呼吸道的正常寄生菌（如：草绿色链球菌、奈瑟菌）。所以如果下呼吸道痰液中没有致病菌，报告单上会写明"无致病菌生长"。若从患者痰标本中查见病原菌或条件致病菌（如：肺炎链球菌、卡他莫拉菌、溶血性链球

菌、诺卡菌、真菌等）则提示可能有呼吸道细菌感染。我们会报告鉴定结果并附上药物敏感试验的结果。

（沈　洁　高　霏　王　芳　徐黎明）

只有检验师知道的事　第四章

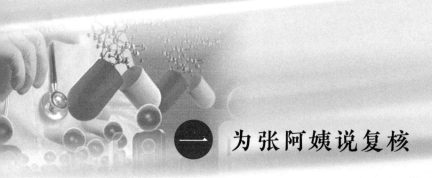

一 为张阿姨说复核

人物:张阿姨 答医师

　　某一天,年迈的张阿姨生病了。她独自一人颤颤巍巍地去医院就医,经过一番询问后终于完成了挂号、就诊及各种检查。

　　张阿姨完成各种检查后,就在检验科候诊区的角落里找了座位坐下来,她着急又安静地等待检验报告,时不时地去窗口咨询她的报告出来了没有。过了一段时间,检验科窗口工作人员把她的报告单打印出来后亲自递给了她,张阿姨小心翼翼地拿着报告,扶了扶老花镜仔细地看着每个字。"已复核"这三个字映入眼中,她着急地加快步伐走到检验科咨询窗口,诚恳地询问着:"'答医师',我的这张报告上显示已复核,这是怎么回事啊?是我的

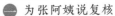

病情严重吗,还是把我的血验错了,你帮我解释下?"

"答医师"很耐心地娓娓道来:"张阿姨,我知道您看病心急,但您大可放心,我们没有把您的标本验错,单凭已复核几个字也说明不了您的病情严重,我们只是为了让您拿到一份更准确的报告,所以又给您复做了一遍。"

张阿姨带着感激又疑惑的口吻:"'答医师',谢谢你们啊!那其他几张报告上怎么没显示已复核啊?其他几张报告是验得不准吗?"

"答医师"不厌其烦地解释:"张阿姨您放心,您拿到的每份报告结果都是准的。另外不是所有报告都要复核的,我们是根据需要才复核的。"

张阿姨好像越听越迷惑:"那什么时候才会复核啊?"

"答医师"有条不紊地解释着:"张阿姨,我们检验每份标本时都会很仔细认真地去对待,当检验过程中出现几种情况下,我们才会对标本进行复核。"

"答医师"继续解释着:

当化验结果提示可能会危及生命的时候,我们就会把这个标本重新复检一次,如果依然提示结果危及生命,我们就会在报告上备注已复核,然后会打电话通知临床医生,并告知这个患者可能有生命危险,要及时处理。

如果发现某个项目普遍升高或降低，这时我们要检查仪器及其他会影响检验结果的各种因素，如果有问题那就及时处理。等所有问题解决后我们会给标本重新检测并发一份准确的报告给你们，如果没有仪器及其他方面的问题那就把标本复核一遍。

同一标本中两个结果互相矛盾或出现逻辑错误时，比如说血常规结果中红细胞计数很低，可是血红蛋白结果却很高，这就是互相矛盾的，此时不仅要把标本复查一遍还要查询患者的病史并及时与"答医师"联系核对患者的具体情况。

检测结果与患者临床诊断有矛盾，临床医生对检验结果提出疑时，要确保各种客观因素都没问题，再跟临床医生仔细说明由具体疾病的进展或检测方法的局限原因，我们会对标本复核一遍再将结果发到患者手里。

检测结果与患者前几次结果差别较大而难以从治疗角度解释时，"答医师"会对各种客观因素检查一遍确保任何环节都没问题，把标本复测一遍后结果仍然同复测前。

检测结果中某个项目过高或过低，我们也需要复核一遍，比如血常规中白细胞计数、红细胞计数、血小板计

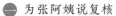

数、血红蛋白浓度等都要复核,其他项目必要时也要复核。

"答医师"继续说下去:"张阿姨,我说了这么多,不知道我说清楚了没有?"

张阿姨脸上露出了满意的笑容:"'答医师'谢谢你,我都听明白了。"

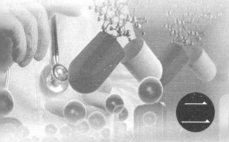

二　同一个项目为什么有
不同的检测方法？

1. 酶检测法

　　张阿姨最近刚刚跟姐妹们旅游回来后有一种难言之隐，由于某处奇痒无比导致她寝食难安，而且怎么洗也得不到缓解，只好悻悻地来到她比较信任的"答医师"所在的医院看妇科。"答医师"根据她的描述，很快给她留取白带，拿到化验单时她蒙了，上面检验项目有十多项：线索细胞、过氧化氢、唾液酸酶、乙酰氨基-β-半乳糖酶等，其中乙酰氨基-β-半乳糖酶后还有一个醒目的"＋"号。虽然每个字都认识，但合在一起，张阿姨丝毫不懂。幸好她认识的"答医师"正在咨询窗口。

　　"好久不见，张阿姨最近过得好吧？""答医师"客气地打招呼。

"前几天旅游是挺开心的,但今天我实在开心不起来了。"张阿姨紧张地拿出化验报告递给"答医师"。"我是不是得了很严重的病,太难受了。"

"张阿姨,您不用担心,乙酰氨基-β-半乳糖酶阳性一般见于真菌感染,很常见,您按照妇科医生的医嘱规范用药,很快会康复的。""答医师"安慰张阿姨。

"可是我非常非常难受,严重影响了生活。"张阿姨指着自己深深的黑眼圈半信半疑,嘀咕着。"我还有个疑问,都说现在老百姓看病难,去一趟医院动不动就得花成百上千的,今天我才花了四十多,得到这么长的报告单,结果会不会不准啊?"

"张阿姨,您多虑了。健康的阴道包含正常菌群的微生态系统,一旦真菌侵入,微生态被打破,真菌就会释放出这种酶。""答医师"指了指乙酰氨基-β-半乳糖酶后的"＋"号。"我们用化学反应检测这些酶含量多少可以查明感染的严重程度,这叫作酶检测法,结合显微镜镜检所见,出具报告,加上您目前的临床症状,诊断结果应该是八九不离十了。这种方法用得广泛,成本一般比较低廉,所以收费便宜。多年前,由于手工操作,结果受影响因素多，误差较大，如今酶检测法应用于自动化仪器上，精确度、准确度都大大提高，您就放心吧。"

张阿姨这才打消疑虑回家了，使用了一段时间妇科医生开的药后，张阿姨的症状真的消失了，她对上次的就医经历非常满意，从检查到开药，居然只花了不到一百元，药到病除。

2. 免疫法

今天张阿姨决定去医院复查一下，看看是否需要继续用药。妇科医生换了一个，不过无大碍，张阿姨想着自己得的是常见病，想必医生对治疗都了如指掌。医生也是先让她验白带，但是化验费高达 180 元。拿到报告一看：只有 3 项结果，寥寥几个字。有了上次的经历，张阿姨心情晴转阴。

"上次做了十多项检查才花几十元，今天同样做白带检查，只有结果区区三项，还是复查呢，居然要 180 元。我要投诉你们乱收费！"张阿姨气呼呼地说。

巧的是"答医师"今天也值班。听到张阿姨的声音，"答医师"立刻明白了张阿姨的诉求，赶紧出来解释。

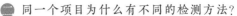
"张阿姨，您先别着急投诉，确实您两次都进行阴道炎项目检查，但两次检查方法不一样，上次医生开具了阴道炎六联检(酶检测法)，而今天妇科医生开具是阴道炎抗原三项(免疫法)，检查项目有区别，费用当然也不同了。""答医师"劝道。

"那你得给我讲讲这个贵得如何物有所值。"看来张阿姨的疑问还不少。

"我们今天给您的样本检测使用了免疫法，检测板上含有3种抗体，如果您的样本中含有3种抗原的一种，就会与抗体反应，然后清晰地显色。""答医师"耐心解释道，"抗原和抗体您明白么？"

这个问题似乎张阿姨很懂，"这有什么不明白的，前段时间新冠疫情严重，天天自测抗原，最后拗不过，周围很多人都阳了，姐妹们又在商量要不要测抗体呢。"

"张阿姨说得对，这些细菌、病毒等外来的东西对我们人体来说都是抗原，他们进入我们体内，引起免疫反应，会产生相应的抗体。当抗原再次进入时，抗体会去高效地结合它，协助机体消灭它。今天的检测也用了这种高效结合法，它叫作免疫法。因为是特异性地结合，检查方式受影响因素少，结果准确度也更高，不过它的成本高一些。"

张阿姨这才想起看看检查的结果,三项检测结果全阴。"那么我今天使用了更灵敏的检测方法,结果是阴性,也就是说我的病的确治好啦?"张阿姨眉头舒展开,投诉的想法早抛到九霄云外了。

"答医师"有话说:同一个项目为什么有不同的方法?是因为临床的需要。

下面就两个检验项目给各位读者披露一下这些检验的真相:

(1)大便隐血。

由于大便隐血检测具有辅助诊断消化道出血的临床意义,所以是临床常规选择的项目之一。十几年前大便隐血检测多采用化学法,结果易受饮食影响而导致假阳性,现在检验科都是既做化学法又做免疫法。免疫法避免化学法带来的假阳性,即便使用微量出血化学法检测不出,免疫法也能轻松检出。但免疫法无法检测上消化道出血,因为血红蛋白被胃液分解了,而化学法就不受影响。所以,两种方法结合是最佳之选。

(2)血糖。

大家熟悉的抽静脉血测血糖和验手指血糖采用了各

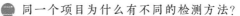

自不同的化学法。在生化分析仪上检测血糖需要的时间长，但准确性好；而血糖仪检测血糖方便快速，但准确性稍差。就像张阿姨的困惑一样，在不同医院，检查同样的项目可能采用了不同的方法，而同一家医院里，检测同一个项目可能也需要不同的方法。在检验科，不同的方法有各自的优缺点，随着新科研成果应用于临床，也可能以其优越性取代之前的旧方法，服务于广大百姓。所以我们如果因为临床需要，必须监测某项指标来调整用药剂量，最好去同一所医院开具同样的检查，这样能最直观地反映病情的变化。

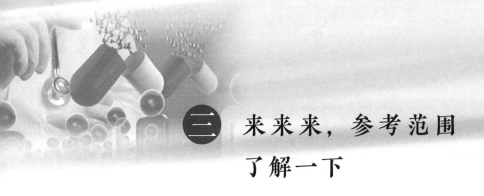

三　来来来，参考范围了解一下

张阿姨又来了。

这天，又是轮到"答医师"在咨询窗口上班的日子。一大早，"答医师"正在打开工作电脑，做上班前的准备工作，他突然自言自语道："有一阵子没见张阿姨了，不知道她现在怎么样了。"就在这时候，窗口出现了一个熟悉的身影。

"医生，你早呀！"

"是张阿姨呀，您好您好，请坐。今天有什么问题要咨询呢？"

张阿姨从她随身携带的包里拿出了一大本体检报告，说："'答医师'，我上周刚做了体检，拿到这个报告以后，我有好多疑问哪！"

"答医师"笑着说："好好好，张阿姨，你有啥疑问就说吧，我看看能不能给你解答。"

张阿姨戴上老花镜，翻开体检报告，找到了检验报告单，她指着其中一张检验报告，道："这里的箭头有的朝上，有的朝下，让我一头雾水。"

"答医师"看了看那些报告说："张阿姨，你看这些结果后面都有参考范围，假如你的结果在这个范围里，就不显示箭头。如果结果超出了这个范围，过高就出现向上的箭头，过低就出现向下的箭头。"

张阿姨赶紧说道："哦哦哦，我知道了，这个参考范围就是正常范围，在范围里就正常，不在范围里就不正常。哎呀，那这么多箭头，张阿姨是不是生了什么毛病啊？"

"答医师"摆摆手："张阿姨，您先不着急，听我慢慢说。以前参考范围叫作一段时间正常范围，但是因为这个称呼并不准确，还容易让人误解，现在已经用参考范围这个称呼替代了。

参考范围是一个统计学的概念。要确定某一个结果的参考范围，研究人员找来很多人，通过设置一些条件，筛查出符合的所谓正常人群（通常大于 120 个），并对他们的结果进行检测。检测所得出的结果,按照高低进行排列,研究人员通过一些计算方法,两头各去掉 2.5% 的数据,中间这 95% 的数据范围就是我们看到的这个参考范围了。"

"为什么要两头都减去 2.5% 的数据呢?"

"因为研究人员发现正常人群和患者结果分布在两头有部分重叠,去掉这些数据,尽可能将正常人群结果与患者结果区分开。

当然了,95% 是针对一般的指标。如果是筛查指标,研究人员会将范围缩小一点,只留 80%、90% 的数据,这样可以最大限度地发现问题,不放过任何有问题的情况;与筛查指标相对应的是确诊指标,研究人员要取 99% 的数据,这样可以尽可能确定结果异常是病理状态。"

张阿姨恍然大悟:"哦,所以说还得看这个指标是属于一般指标、筛查指标还是确诊指标,是不是?"

"答医师"竖起大拇指:"张阿姨,您真是一点就通啊!"

张阿姨被夸得脸都红了。她突然想起了什么,从包里掏出另一份报告。"医生,我还有一个问题,你看,这是我老伴的报告。我们两个有些指标参考范围不一样的,这就很奇怪了，为什么我们两个参考范围有些一样，有些不一样呢？不都是一样的什么来着？统计学嘛！"

"答医师"被张阿姨幽默的样子逗乐了："哈哈，张阿姨，您这个问题好极了。是这么回事，有些指标就像人的身高、年纪不同，平均身高也就不同；男女不同，平均身高也不同。这种情况下制定统一的参考范围是不适用的。所以研究人员在进行排列的时候，会考虑这些因素，将这些数据按人群分组，看看是否有分布上的明显差异。有的话，就要按照不同的人群分别计算，制定各自的参考范围；没有明显差异的话就不用分群，将这些数据放在一起计算。

像您刚才说的，性别不同只是其中一种因素，还有年龄、环境、民族等很多因素需要研究人员去考虑。"

张阿姨点点头，站起身："今天真是太谢谢你了。这里头学问大了，这些上上下下的箭头，这些参考范围的门道，还得是你们这些专业人士解答我才放心！"

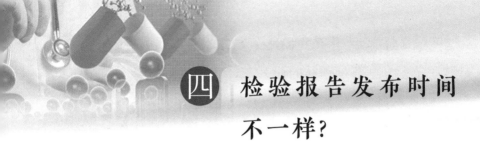

四　检验报告发布时间不一样?

张阿姨今天又来看病。

完成各种检查后,她就在检验科打印机前安静地等待检验报告。她时不时地去用手中的二维码扫描一下,没有需要打印的报告,就看手里的回执单。她心想,怎么需要那么长时间? 于是她又去找"答医师"了。

"'答医师'啊,我早晨抽血,为何下午才能出结果?"

"张阿姨,您先听我说:检验过程包括标本转运、标本接收、信息录入、血清/血浆分离、项目确认、检验检测、结果审核、结果报告等过程。同时,仪器设备还需保养维护、定标质控,部分异常结果还需复查复检。此外,对于一些常用的检验项目,每日标本量较大,尤其是综合性大医院，标本批次上机检测，所以才会出现早晨抽血，下午报告结果。当然，在检验过程中，急诊送检或早批次检验的标本，其实结果在审核后患者就可以打印领取了。并非所有的项目均要在下午才能报告结果。我查过了，您的检查确实是下午出报告，再等一会吧。"

"'答医师'，你看看这个项目，怎么要等一个小时，上次我明明15分钟就拿到手了！

"张阿姨，您再听我说：标本检测环节所受的影响因素较多，如标本量、检测项目数等。当标本量大、检测项目数多时，检测时间就会增加。这就好比排队买奶茶，人少时只需15分钟就买到，人多时等一个小时也不一定能买得到，买五杯奶茶的时间也肯定比买一杯要等得久一点。对于同一时间段送来的标本，检测的顺序是随机的。检测前会将标本的来源进行粗略分类。比如急诊标本优先检测，接着是门诊标本，病房和体检标本随后。在出结果最快的血常规报告中，如有 EDTA 诱导的血小板聚集现象的患者就诊时，若患者未告知或首次就诊，通常检测时往往会出现血小板降低现象。此时的复检，尤其是外周血涂片复检可及时纠正血小板假性降低，对于保证结果准确尤为重要，但复检复查过程势必造成结果发布的延迟。您看今天是周一,好多人在排队抽血,所以结果发布也会慢一点。

张阿姨:"哦,难怪,那下次我早一点来抽血,可是我记得我上次抽血时间比其他人早,为何出结果时间也比别人早呢?"

"答医师":"因为有些特殊的检查项目,一次检测 96 人份标本,而不是单人单测,因为标本量少,所以检测通道容易被其他检测项目占用,比如乙肝五项(酶免法)、HPV 检测(芯片法)、新冠核酸检测等。这样的设计有利于检验操作。故同一批次标本采集时间不同,但结果报告时间是一样的。"

张阿姨:"你看我老伴的报告,为何同时抽的血,不同检验单结果报告时间不一样?"

"答医师":"检验项目不同,其检测方法、设备也不相同,故对于不同的检验申请,即便是同时采集标本,结果的报告时间也是不一样的。

比如血气分析,是临床,尤其是危重症患者的急查项目,其结果对于及时纠正患者呼吸衰竭、维持内环境稳定非常重要;血氨检测,是常见急诊化验项目,其结果是明确肝昏迷诊断的主要依据;凝血因子筛查,是出血性疾病的关键诊疗指标；血糖检测，是严重低血糖或酮症酸中毒患者诊疗与监测的关键指标。此外，还有急性心梗患者的心肌损伤标志物、疑似肺栓塞患者的 D-二聚体等。这些项目的检测结果或因临床诊疗急需，或因易受环境、细胞代谢影响而变化，需要即刻检测、发布报告，临床实验室也会针对此类项目集中人力、物力，及时完成检验工作。

如因细菌感染性疾病需要检测病原菌时，因细菌生长需要时间，故此类项目无法实现快速报告；生化、免疫、临检类项目多采用全自动检验设备，虽然单个标本检测时间不长，但此类项目为检验科最主要的标本来源，标本量巨大，且存在复检、稀释等状况，故整体考量下来，快速报告存在难度；外周血血象、骨髓象检查分析均为手工操作进行，工作量大、检测内容繁琐，也难以快速报告；当前关注度最高的新冠核酸检测，快速报告同样存在困难。采用实时荧光定量 PCR 技术扩增时间一般为 90 分钟左右，即便采用可单检的快速 PCR 方法，扩增时间也需要 60 分钟左右，再加上标本采集、运送、接收、登记、试剂配制、核酸提取及结果审核报告等过程，最快也需要 2 小时。为实现简单、快速、准确地出具结果，我们一直在努力。"

张阿姨:"我上次临近中午采集的标本,医生为什么说要第二天出报告?"

"答医师":"对于非急需结果的检验项目,检验科常常批量检测为主;同时仪器设备检测之余,还需要进行维护保养、故障检修、试剂添加等工作,因此如果患者标本采集过晚时,我们常建议患者第二天采集标本;若已经采集,则会告知第二天出具结果。当然,对于重要的或临床急需的项目(如血气分析、心肌损伤标志物等),或不能久置的项目(如血糖、血氨等),检验科急诊检验组会当天开展检测,以满足临床诊疗需要。

张阿姨:"'答医师'啊,为什么这个报告需要一周出结果,那个要一个月呢?"

"答医师":"检验项目结果报告时间较长,往往有以下几点原因:①标本量较少,不够整批次检测;②本身检测方法耗时。如病原学检测,尤其是细菌培养,需细菌形成菌落后方可鉴定,故检验时间会更长。染色体或部分分子诊断项目,也需要细胞培养或基因测序等,也会耗时很长。在检测结核感染时,部分实验室采用 T‐SPOT 检测方法,因淋巴细胞培养耗时,故检验结果出具也会延迟;③有些标本还需要外送检验检测,如微量元素检测、基因检测等。"

张阿姨："'答医师'，那我该怎么办啊？假如我要做手术，请问有没有检验绿色通道呢？"

"答医师"：对于重要指标检验或临床诊疗急需结果时，一般可以采取以下办法，以尽快获得检验结果：

（1）若开具急诊检验项目，则可以走急诊检验途径。通常急诊检验报告时间一般2小时。值得注意的是，并不是所有门诊的项目急诊都有哦。但严禁假急诊检验申请，否则会影响真急诊检验报告发布。

（2）选择合适的方法。如乙肝五项检测可选择电化学发光法（本法可随时添加急选项目），而非酶免法；新冠核酸筛查选择单采，而非混采等。

（3）及时沟通。常规实验室所用设备多数具有急诊插入功能，临床或患者可通过合适的途径与实验室沟通，采用急诊检验模式，尽快发布结果。

"张阿姨，放心吧！我已经把您的报告加急了。对于医务人员来说，也希望在最短时间内，将一份准确、可靠的报告单发出，以缩短患者的就诊时间。"

（王　菊　肖阳春　郭怡华　李　牧　王金金）

真相并不像你所看到的　　第五章

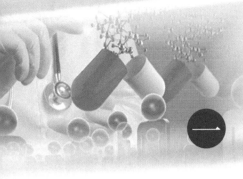

一 忐忑的妈妈——起起伏伏的妊娠期甲状腺功能

案例

2020 年 8 月 5 日，一位妊娠期妇女因孕期甲状腺功能异常至妊娠内分泌门诊就诊。

患者：医生，我孕期体检时，妇产科医生说我的促甲状腺激素（TSH）有问题，但是在正常范围内，反而另外两个指标升高得比较明显，这是什么情况（图 5-1）。

内分泌医生：升高的那两个指标分别是甲状腺过氧化物酶抗体（TPO-AB）、甲状腺球蛋白抗体（TG-AB），它们属于甲状腺自身免疫指标，其中是 TPO-AB 指标较为重要，可能会引起甲状腺滤泡损伤，导致甲减。另

项目名称	结果	参考区间
(TT3)三碘甲状腺原氨酸(TT3)	2.60 nmol/L	1.3—3.1
(TT4)甲状腺素(T4)	168.00 nmol/L	66—181
(FT4)游离甲状腺素(FT4)	20.00 pmol/L	12—22
(TSH)促甲状腺激素(TSH)	4.100 mIU/L	0.27—4.20
甲状腺球蛋白抗体(TG-AB)	152.00↑ IU/mL	<115
甲状腺过氧化物酶抗体(TPO-AB)	66.00↑ IU/mL	<34
(FT3)游离三碘甲状原氨酸(FT3)	4.60 Pmol/L	2.63—5.7

图 5-1　患者甲状腺功能

外,妇产科医生说你的 TSH 有问题,是因为孕妇有妊娠
特异性 TSH 参考范围,合理的 TSH 目标应控制在低于
2.5 mIU/L(表 5-1)。

表 5-1　妊娠期妇女 TSH 检测值与药物使用剂量

TSH(mIU/L)	TPO-AB	L-T4 起始剂量(μg/d)
>4.0	升高/正常	50~100
2.5~4.0	升高	25~50
2.5~4.0	正常	不治疗
0.1~2.5	升高	不治疗

妊娠期参考值上限:4 mIU/L
妊娠期参考值下限:0.1 mIU/L
L-T4:左甲状腺素片

患者:这个指标异常会对胎儿有什么影响吗? 需要

吃点药吗？

内分泌医生：你目前诊断为妊娠合并甲状腺功能减退。妊娠期甲减可能会损害后代的神经智力发育，导致早产、流产、低出生体重儿、死胎和妊娠期高血压等危险增加，所以需要给予药物治疗。目前的治疗药物就是优甲乐。

患者：那我需要吃多少剂量？多久之后来复查？

内分泌医生：优甲乐服用剂量50 μg/d，2周后内分泌科门诊复查。

一周后，患者再次前往内分泌科门诊就诊。

患者：医生，我怎么吃药一周后这个 TSH 指标更高了呢？（图5-2）

项目名称	结果	参考区间
(TT3)三碘甲状腺原氨酸(TT3)	2.90 nmol/L	1.3—3.1
(TT4)甲状腺素(T4)	103.00 nmol/L	66—181
(FT4)游离甲状腺素(FT4)	14.00 pmol/L	12—22
(TSH)促甲状腺激素(TSH)	4.600 ↑ mIU/L	0.27—4.20
甲状腺球蛋白抗体(TG - AB)	253.00 ↑ IU/mL	<115
甲状腺过氧化物酶抗体(TPO - AB)	136.00 ↑ IU/mL	<34
(FT3)游离三碘甲状原氨酸(FT3)	4.50 Pmol/L	2.63—5.7

图5-2 治疗1周后患者甲状腺功能

内分泌医生:你怎么一周后就来复查了呢? 复查间隔时间有点太短了,优甲乐这个药物的半衰期为 7 天,其作用较慢而持久,在服药 1 个月后疗效显著而平稳。而且这个药物吃起来也有点讲究,这个药物的胃肠道吸收不稳定,空腹服用能够增加吸收,因此建议早起空腹服用,或和其他药物间隔 0.5~1 小时后服用。

患者:好的,那医生,我需要增加剂量吗?

内分泌医生:不需要,继续优甲乐 50 μg/d,空腹服药,2 周后复查。

2 周后,患者再次前往内分泌科门诊复诊,患者的 TSH 范围已在妊娠期参考值范围(图 5-3)。

项目名称	结果	参考区间
(TT3)三碘甲状腺原氨酸(TT3)	1.80 nmol/L	1.3—3.1
(TT4)甲状腺素(T4)	146.00 nmol/L	66—181
(FT4)游离甲状腺素(FT4)	17.00 pmol/L	12—22
(TSH)促甲状腺激素(TSH)	2.400 mIU/L	0.27—4.20
甲状腺球蛋白抗体(TG-AB)	246.00↑IU/mL	<115
甲状腺过氧化物酶抗体(TPO-AB)	178.00↑IU/mL	<34
(FT3)游离三碘甲状腺原氨酸(FT3)	5.40 Pmol/L	2.63—5.7

图 5-3 治疗 2 周后患者甲状腺功能

知识拓展

TSH 检测最常见的影响因素有：种族、年龄、性别、吸烟状态、饮食及用药等。此外，容易被忽视的还有生物素、人绒毛膜促性腺激素（HCG）及 TSH 分泌节律性等因素。

（1）生物素影响。

2016 年一篇案例报道：6 名儿童因遗传性代谢病接受生物素治疗，常规检查时所有患者的实验室检查结果均提示甲亢。然而这些患者停用生物素后，TSH 和游离甲状腺素（FT4）水平在 24～48 小时后恢复正常，而促甲状腺素受体抗体（TR‐AB）的水平需 7 天才能恢复正常。

（2）HCG 的影响。

妊娠早期胎盘分泌 HCG 增加，HCG 因其结构与 TSH 相似，具有刺激甲状腺的作用，从而抑制 TSH 分泌，使血清 TSH 水平降低 20%～30%。一般 HCG 每增高 10 000 IU/L，TSH 降低 0.1 mIU/L。血清 HCG 水平升高及 TSH 水平降低发生在妊娠 8～14 周，妊娠 10～12 周时 TSH 下降到最低点。

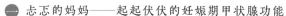

（3）TSH 的生理变化。

TSH 每 2~4 小时出现一次波动,日周期变化为清晨高而午后低,具有昼夜节律性。对于类似受昼夜节律性影响的项目,应该尽量在同一个时间段采集样本。

甲状腺功能减退的孕妇应服用抗甲状腺药物治疗后每 4~6 周检测一次 FT4、TT4 和 TSH 水平,尤其监测其 TSH 水平并应相应调整甲状腺素的剂量,使其目标 TSH 水平在 0.1 mIU/L 至 2.5 mIU/L 之间。起始治疗剂量从每日 1~2 μg/kg 开始。

妊娠期甲状腺会发生巨大的生理性变化,如何正确评估妊娠期甲状腺功能,需注意以下几点:

（1）了解妊娠各期甲状腺激素变化特点,参考指南推荐的甲状腺激素检测的参考范围。

（2）了解 TSH 分泌的节律特点,尽量在同一个时间段采集样本,其参考价值才更大。

（3）了解影响甲状腺功能检测的因素,如年龄、性别、吸烟状态、饮食及用药等,同时了解检测方法的干扰和局限性。

（4）了解患者用药是否规范,是否足量、足疗程,对于依从性较差的患者进行宣教。

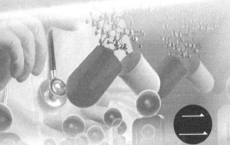

二 相距一千五百千米的 "近亲结婚"

案例

　　元宵佳节,小杨准备带着 2 岁的宝宝下楼去看院子里的孩子放爆竹,小杨的爱人小珊满脸愁容且带有一丝不悦道:"孩子到现在听不清也说不明的,带她下去做什么,看着别人玩,心里更着急。"小杨抱着自己的女儿若有所思道:"过两天还是去上海的大医院诊断一下吧。"

　　小杨和小珊是在昆明读书的时候认识的,小杨来自安徽,小珊来自四川,毕业后两个人结婚并在杭州生活定居,两年后就迎来了宝宝的诞生。宝宝出生后生长发育一直很健康,但是慢慢地他们发现,宝宝好像没法听到响动。一开始他们以为是宝宝的耳朵或者脑神经有问题,

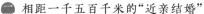

去医院做了脑部 CT 检查,结果显示正常。

在一切检查都已经做了一遍后,他们带孩子来到了上海,上海的医生告诉他们,宝宝患的可能是与基因相关的遗传病。小杨和小珊很是困惑,他们两个人的家乡相距一千五百千米,又不是近亲结婚,宝宝怎么会有遗传病呢。医生告诉他们,先不要着急,让他们一家三口先去做一个耳聋相关的基因检测再说。一周后,小杨带着检测报告来找医生。报告显示:**受检者 CKMT1 基因外显子纯合缺失突变, STRC 基因外显子纯合缺失突变, CATSPER2 基因外显子纯合缺失突变。该结果支持受检人为常染色体隐性耳聋 16 型,该病也称作——墨蝶呤还原酶缺乏症,三个缺失突变的基因均在人的第 15 号常染色体上。**此病以隐性模式遗传,而小杨夫妻俩刚好各自携带一个拷贝的 15 号突变染色体,但他们不出现该病症的症状。医生还告诉小杨,患有这个遗传病的女性只具有感觉神经性耳聋,而男性同时还会产生不育。耳聋是可以通过助听器等来进行解决的。医生还告诉小夫妻俩,如果以后怀孕二宝,一定要做一个孕期的羊水检测,毕竟他们生出纯合子宝宝的概率有四分之一。

这让小杨夫妻明白了,原来遗传病并不是意味着只有父母是近亲才可能遗传，也不是意味着夫妻的家乡距离很远就不会生出有遗传病的宝宝，这些认知都是不正确的。遗传病主要是指由遗传物质（基因）发生改变而引起的或者是由致病基因所控制的疾病，与以上因素均没有关联。

知识拓展

随着人类基因组计划的完成，"基因"一词逐渐被大家所知晓。各种基因检测技术的革新，也带动了基因筛查在医学诊断中的应用，为我们解决相关问题提供新的途径。而基因检测可以让我们更加了解由基因异常引起的遗传病。

遗传病一般分成三种：

（1）染色体遗传病：指染色体数目、形态或结构异常，如21-三体综合征。染色体异常导致的疾病较为严重，大多会造成胎儿流产、畸形或夭折。

（2）单基因遗传病：是指由一对等位基因异常引起的疾病。基因位于染色体上，染色体分为常染色体和性染色体，基因也有显性基因与隐性基因的区分，因此位于不同染色体上的致病基因,其遗传方式是不同的。所以,单基因病中又可分出常染色体显性遗传病、常染色体隐性遗传病、X 伴性显性遗传病、X 伴性隐性遗传病、Y 伴性遗传病等几类。对于单基因遗传病最好的诊断方法就是通过基因检测,找到致病基因,然后再通过基因解码分析,为有效的治疗或者预防遗传病提供可能。

(3)多基因遗传病:指由于多个基因异常导致的疾病。其遗传方式不同于单基因病,没有明显的显性或隐性之分,具有累加效应,也受环境因素的影响,比如生活中常见的糖尿病、冠心病、高血压等。通过基因检测可以知道引起这些疾病的原因,基于其发病机制的基因解码分析可以指导我们调整用药方案,补充有效的营养元素,从而达到对健康的个性化精准有效的呵护。

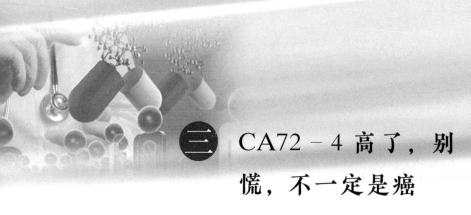

三 CA72 – 4 高了，别慌，不一定是癌

案例

2022年2月5日，老李因反复饭后反酸、胃胀至消化科门诊就诊。

患者：医生，我最近老是觉得吃完饭后反酸、烧心、胃胀不舒服，我爸以前就是因为胃癌去世的，你帮我查查，我很担心呀。

消化科刘医生：好的，您家里有肿瘤病史啊，那更得小心了。我先给您验个血和大便，再做个胃镜检查。

患者：啊，什么，要做胃镜？我害怕呀，我不敢做，能不能先查血。

医生反复劝说无效，只能暂时按照患者的意愿，抽血

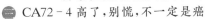

化验等结果。2 天后老李忧心忡忡地拿着化验单复诊找到刘医生。

患者：刘医生，化验单上有一个什么 72－4 高了，这是什么意思啊？我在网上查了，说这是胃癌的一个肿瘤指标，那我是不是得胃癌了呀？

消化科医生：哦，这是糖类抗原 72－4（CA72－4），正常值是＜6.9 KU/L，你的检查结果是 9.2 KU/L，稍微高一点。**CA72－4 是一种肿瘤标志物，这个指标对胃癌有较好的敏感性和特异性，是诊断胃癌的常用指标，但它受到的影响因素也挺多，比如说近期在吃保健品、豆制品较多时，会使它升高，而且胃炎、胰腺炎、胃肠功能紊乱、痛风发作期等良性疾病也会使之升高**，所以，需要根据胃镜检查的结果明确诊断，建议你还是得做个胃镜检查。

老李无奈只得去做了无痛胃镜，病理报告诊断是慢性非萎缩性胃炎。

患者：刘医生你看，胃镜报告没说是胃癌，这是不是就代表没有什么问题了，这个 CA72－4 高可把我吓坏了。

刘医生：嗯，那暂时可以先放心了，你最近在吃什么保健品吗？或者化验前几天吃豆制品多吗？

患者:是的,我一直在吃灵芝孢子粉,听说能活血化瘀。

刘医生说:那就破案了,不过以后还是记得复查下这项指标。因此呀,你不必谈"癌"色变,应该结合多个因素综合分析。

知识拓展

在肿瘤发病率节节攀升的今天,体检时检查的肿瘤标志物已经成为了一项必查项目。虽然肿瘤标志物水平高可能是患癌的征兆,但研究发现,目前所有临床肿瘤标志物都难以单独作为诊断肿瘤的金标准。只有与其他测试一起,肿瘤标志物检测才可能辅助医生对癌症患者作出诊断并规划治疗。

比如说甲胎蛋白(AFP),是诊断原发性肝癌的特异标志物。但在病毒性肝炎、肝硬化患者血清中 AFP 浓度可有不同程度的升高,另外妊娠期妇女的 AFP 也会升高。而相对于更广谱的癌胚抗原(CEA)来说,肝硬化、肝炎、肺气肿、肠道憩室、直肠息肉、结肠炎等良性病均可使其升高,而且健康人群中的吸烟者的 CEA 也可升高。糖

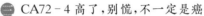

类抗原中，CA12－5 的升高可见于良性妇科病和早期妊娠，CA19－9 的升高可见于某些消化道炎症如急性胰腺炎、胆囊炎、肝炎等。

虽然目前大多数肿瘤标志物检测还不能达到百分之百准确诊断癌症，但是它们能较早地提示可能有肿瘤的发生，有时甚至早于影像学、病理学。特别是对于以下特定的人群很有筛查的必要：

（1）有肿瘤家族史的人群。

（2）在肿瘤高发地区的人群。

（3）长期接触致癌物质的人群。

（4）身体出现异常"肿瘤信号"的人群。这类人群尤其需要通过定期体检筛查肿瘤标志物，做到早发现、早诊断、早治疗。

如果检查发现肿瘤标志物升高，需要多次复查，比较数值是否有动态变化。如出现以下三种异常情况，需引起警惕：

（1）单次检查升高特别明显，数倍于正常值上限。

（2）反复检查，数值持续升高。

（3）肿瘤高危人群筛查时，肿瘤标志物增高。

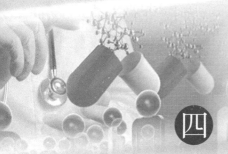

四 被绑架的胰岛素——外源性胰岛素相关性胰岛素自身免疫综合征

案例

2020 年 4 月 8 日，一位糖尿病患者因经常心慌、出冷汗至内分泌科门诊复诊。

内分泌科医生：您得糖尿病几年了，有什么不舒服吗？

患者：我得糖尿病十几年了，最近经常心慌、出冷汗，所以来复查一下，想看看血糖控制得怎么样。

内分泌科医生：心慌、出冷汗可能是由于血糖偏低，您现在的治疗方案是什么？

患者:打胰岛素治疗,去年5月份开始打的,以前一直吃二甲双胍缓释片,吃了9年,人越来越瘦。去年我不想吃了,就要求住院,出院的时候医生调整了方案,开始打胰岛素了。

　　内分泌科医生:那打的是哪一种胰岛素,剂量多少,心慌和出冷汗一般什么时候出现?

　　患者:出院后一直打门冬胰岛素30(门冬30),早餐前12 U,晚餐前7 U,心慌、出冷汗一般出现在饭前。

　　内分泌科医生:您心慌、出冷汗的时候有没有测过血糖呀?

　　患者:测过1～2次,都是3 mmol/L左右。

　　内分泌科医生:那可能是胰岛素剂量太大了,您早饭吃过吗? 今天做个胰岛功能(口服糖耐量试验:OGTT)和胰岛相关抗体的检查吧!

　　患者:好的,我没吃早饭,听您安排。

　　内分泌科医生:这个检查要抽7次血,先抽空腹血,然后喝糖水(75 g葡萄糖＋水300 ml),糖水要在5分钟内喝完,喝完后半小时、1小时、2小时、3小时、4小时、5小时分别抽血检测血糖、C肽和胰岛素水平,以此评估您的胰岛素功能以及血糖水平。 等结果出来我帮您分析一下。

过了半天。

患者:医生,报告出来了。

内分泌科医生:您的胰岛素水平好高呀,大于1 000 mIU/L,抗胰岛素抗体(IAA)阳性,2 小时血糖22 mmol/L,5 小时血糖只有3.1 mmol/L 了,这不是胰岛素过量导致的,是另外一种疾病,**称作胰岛素自身免疫综合征(IAS)。这是自发性低血糖的第三大原因,其他两个原因是胰岛素瘤和胰腺外巨大肿瘤。**

患者:噢,那这是什么引起的呢?

内分泌科医生:**是由于血中出现了高效价胰岛素自身抗体和高浓度免疫活性胰岛素,胰岛素水平很高,所以经常会出现低血糖,是一种比较罕见的疾病。**

患者:噢,这样呀,那为什么血中突然出现了抗体呢,以前没有呢?

内分泌科医生:**胰岛素自身抗体主要来源于一些自身免疫系统疾病,比如甲亢、自身免疫性甲状腺炎等,在应用外源性胰岛素后也可以产生胰岛素抗体。**估计您是因为使用了外源性的胰岛素,所以诱发了胰岛素抗体的产生,抗体和胰岛素结合在一起,胰岛素不能起降糖作用,所以刚吃过饭以后血糖会很高。到下一餐前,抗体和胰岛素解离了,胰岛素都释放出来了,就会出现低血糖。

患者:噢,是这样呀,那以后胰岛素还能打吗?

内分泌科医生:不能再用门冬 30 了,可以换一种胰岛素,最好是改成口服药。

患者:那还要吃二甲双胍吗,我吃那个药会变很瘦。

内分泌科医生:胰岛素自身免疫综合征这个病您吃二甲双胍不合适,吃阿卡波糖比较好,您可以先吃这个药,每天 3 次,每次 2 粒,3 个月后复查一下。

患者:好的医生,我吃 3 个月再来复查。

过了三个月。

患者:医生,这个药我吃 3 个月了,今天来复查了,您帮我看看抗体消失了没有,胰岛素水平还高不高。

内分泌科医生:您的胰岛素水平已经下降很多了,只有原来的一半了,但是抗体还是阳性的。

患者:那么抗体什么时候才能消失呀?

内分泌科医生:要 1～2 年才能完全消失,您现在还有心慌、出冷汗的感觉吗?

患者:很少了,偶尔有 1 次,那还用吃阿卡波糖胶囊吗?

内分泌科医生：是的，继续服用阿卡波糖胶囊，半年后再复查吧。

患者：好的，谢谢医生。

2021 年 7 月 6 日，患者再次至内分泌科门诊复诊，心慌、出冷汗已消失，IAA 抗体呈阴性，胰岛素水平也恢复正常。

知识拓展

IAS 是由于血中非外源性胰岛素诱导的高效价胰岛素自身抗体和高浓度免疫活性胰岛素所引起以反复性、严重自发性低血糖为特征的一种罕见疾病。IAS 是低血糖的常见原因之一，具有低高血糖交替出现、高胰岛素血症、高胰岛素抗体的特点。

当抗体与胰岛素结合时，胰岛素不能发挥降糖作用，即出现高血糖，高血糖进一步刺激细胞释放胰岛素，后者又与抗体结合，造成了与抗体结合的胰岛素积聚。数小时后，由于亲合性低，与自身抗体结合的胰岛素-胰岛素抗体复合物发生解离，大量游离胰岛素释放而引起低血糖。

胰岛素自身抗体主要来源于 1 型糖尿病患者、IAS、一些自身免疫系统疾病（如甲亢、桥本氏甲状腺炎等）及应用外源性胰岛素后产生的胰岛素抗体等。研究报道，糖尿病患者应用胰岛素连续治疗 3 个月以上，90% 以上患者血中可检出胰岛素自身抗体，即便用高纯度或单组分或重组人胰岛素治疗时，胰岛素自身抗体的检出率也高达 10%～30%。本例患者 2019 年 5 月于我院查胰岛素自身抗体阴性，空腹胰岛素 4 mU/L，而应用门冬 30 胰岛素 11 个月后复查空腹胰岛素 1 000 mIU/L、抗胰岛素自身抗体阳性，考虑是应用外源性胰岛素诱导自身抗体的产生。

　　　　（陆佳萍　岳　蕾　刘蒙蒙　韩辰宇　袁梦娇）

十五条与检验有关的谣言

第六章

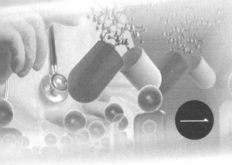

一 "梅"你想得那么简单——梅毒抗体阳性就是得了梅毒？

在日常梅毒抗体检测中，医生发现很多老年人的梅毒抗体阳性，那是否梅毒抗体阳性就意味着得了梅毒呢？

答案显然是否定的，但也并没有那么简单！

（1）首先要从梅毒的定义中说起。梅毒是梅毒螺旋体感染人体所引起的一种系统性、慢性性传播疾病，可引起人体多系统多器官的损害，产生多种临床表现，导致组织破坏、功能失常，甚至危及生命。由定义可知诊断梅毒一定要满足两点：一是梅毒螺旋体引起，二是有组织或功能损害。同时梅毒是一个临床诊断，根据我国的现行梅毒诊断标准分类，梅毒可分为一期梅毒、二期梅毒、三期梅毒、隐性梅毒、胎传梅毒（先天梅毒）5类，这5类梅毒都

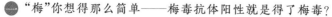
需要多种因素综合判断，不可单独依据一个梅毒抗体阳性就诊断为梅毒。

（2）其次从抗原抗体关系的角度分析。抗原抗体的结合是具特异性的，但也不是百分之百，所以检测结果小概率可能是假阳性，而且这种假阳性不能完全杜绝，同时绝大多数人在梅毒治愈后会长时间甚至终生在外周血中存在梅毒抗体的 IgG 型，这部分情况也不能诊断为梅毒。评价一个检测方法的"好"与"坏"，通常用灵敏度与特异性表示，灵敏度高会降低漏诊的概率，特异性高会降低假阳性的概率，以现有的技术灵敏度与特异性是不能同时做到百分之百，在相同技术水平下灵敏度与特异性是负相关的，可以简单地理解为灵敏度越高特异性会越低，在临床筛查性实验中对灵敏度要求较高，尽量降低漏诊的概率，这样也会相对提高一些假阳性的概率。

（3）再者从方法学的角度来看，目前绝大多数医院针对梅毒抗体采用的是化学发光法检测，它的特点是灵敏度较高，但特异性不能做到百分之百。可以半定量地给出实验结果，但不同试剂与方法学之间是不能横向比较的。

（4）最后从临床实践中看，由于梅毒是性传播疾病，比较敏感，有时医生会无法获得患者准确的流行病史，且二期梅毒到三期梅毒间可能会有很长的"静默期"，但一旦发展到三期梅毒可能会带来不可逆的器官损害，增加治疗成本，同时患者可能成为传染源。隐性梅毒的治疗成本较低，而且药物的副作用相对较小，临床实践中医生会将梅毒抗体阳性、不能排除梅毒且无治疗禁忌证的患者，在知情同意的情况下，参照梅毒的规范治疗指南，予以用药，但这样可能会造成患者一定程度的误解，认为梅毒抗体阳性就是梅毒。

综上，梅毒作为一个临床诊断，不可单独以梅毒抗体阳性就简单作出得了梅毒的结论！

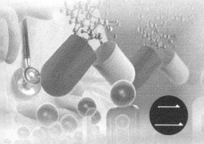

二　T-SPOT 阳性就是结核病？

妈妈：儿子，你都咳嗽了一个多月，还没好，不会有其他毛病吧？

儿子：老妈，别瞎想，春天来了，有点过敏，过两天就好了。

妈妈：前两天小区有个老伯就是一直咳嗽，到医院拍片后医生就说是肺部感染，但也不知道啥感染。后来验了一大堆指标，验出来结果是肺结核，接着用治疗肺结核的药，后来就好了，老折腾了！

儿子：老妈，那肯定是忽悠你的，检测肺结核不都验痰吗，哪有验血的啊！

妈妈：痰都没验出来，是验血的，他拿化验单给我看了,听说比验痰还准,很多人痰里面查不出结核菌的,就是通过验血查出来的,就是费用很贵,称为结核感染 T 细胞检测(T－SPOT),这个指标阳性就肯定代表肺结核了。你明天赶紧去验个血。

儿子:好好好,去去去……

那么,是不是如这位妈妈所说,对于肺结核,验血比验痰还准? 验血检测结核感染 T 细胞阳性就肯定是肺结核了?

这就大错特错了,验血项目是验痰项目的补充,并没有谁更准的说法。很多时候痰里面查不出结核菌,我们可以通过验血检测人体细胞对结核菌是否有反应,侧面来证明机体是否感染过结核菌。

但是即便感染过结核菌,T－SPOT 的结果呈阳性,也可能并不代表患有结核病,有以下三种情况:

(1)结核菌和抵抗力势均力敌,谁也没打过谁,结核菌在身体里潜伏起来没有动作,形成潜伏感染,潜伏感染没有结核病临床症状和影像学表现,不是结核病。

(2)抵抗力下降,体内潜伏的结核菌或者新感染的结核菌打败了抵抗力,形成活动性结核病,这才是结核病的发病。

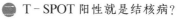
（3）之前得过结核病，但已经治好了，但 T‑SPOT 结果呈阳性。

因此，T‑SPOT 阳性需要结合临床症状和影像学综合分析，只有第二种情况是真正的需要治疗的活动性结核病。第一种潜伏感染和第三种既往感染，在临床上常见，占 T‑SPOT 阳性的大多数，均无需用药。

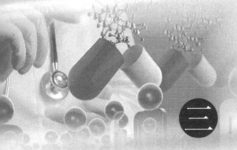

三 黑便就代表胃肠道有出血？

　　年纪轻轻就有了白头发，这使得小吴万分烦恼。为了能使自己的头发变黑，小吴到处打听秘方，偶然一次听别人说吃黑芝麻能使头发变得乌黑，于是小吴立马学起来，每天炒两盘黑芝麻吃。一天早上，上厕所小吴偶尔发现大便颜色发黑，开始他并没有当回事，可是一连几天都是黑便，心里便开始七上八下，怀疑自己有胃肠道出血？

　　那么引起黑便的原因有哪些呢？

1. 病理原因

　　上、下消化道出血性的疾病，比如上消化道疾病，如：

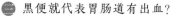
食管癌、急慢性胃炎、胃癌等疾病引起的出血，因血液中的铁在肠道内细菌的作用下变成黑色的硫化亚铁，所以大便的颜色呈现黑色，常见表现为"柏油样粪便"。还有一些下消化道疾病，如：痔疮、直肠肿瘤、小肠肿瘤等疾病，只要有少量的出血就能引起黑便。

2. 饮食原因

食用动物肝脏、鸭血、猪血、瘦肉、菠菜等食物比较多的时候，大便也往往呈现出黑色或深色。其实这往往不是医生所说的"黑便""柏油样便"，这种大便除了颜色发深发暗，其余性状都比较正常，可能饮水少的情况下会出现大便较干，但总体多为软条状。吃含有铋剂的药物、口服铁剂也会使大便发黑，这都是正常的现象。

当我们发现自己大便发黑，可以先回想或者翻翻家里的药盒，仔细看看药盒说明书，或者看看自己吃的药中是否有含铋剂、铁剂的药物，或者回想一下自己有没有吃过鸭血、黑芝麻等食物。

如果本身有贫血的症状，而且大便有发黑，潜血试验结果是阳性，这时一定要引起重视。比如有的黑便是很

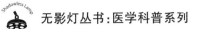
干的,而且感觉排便次数不多,这时提示上消化出血可能性大。

总之一句话,有黑便不一定就代表肠道有出血。想要明确肠道有没有出血,去正规医院做全面的检查才能最终确定。

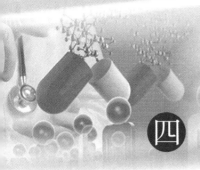

四 尿妊娠试验阳性就意味着怀孕？

一对结婚多年的夫妻为了能要上孩子，跑遍了全国各地的大医院，中药也吃了无数，甚是疲惫不堪，家里买的早早孕试纸条也不知用掉了多少。这天早上，妻子还和往常一样，晨尿时做一个早早孕人绒毛膜促性腺激素（HCG）试验，发现居然出现了两条杠！妻子欣喜若狂，连早饭都顾不上吃，拉上丈夫马不停蹄就往医院赶。来到医院，医生给他们做了尿 HCG、血 HCG 检查，又给做了 B 超，最后告诉他们没有怀孕！听到这里，妻子都快崩溃了，好在丈夫在一旁不停地安慰。

说到尿妊娠试验，首先我们来了解一下什么是尿妊娠试验？

尿妊娠试验俗称早早孕试验。它是通过检测尿中是否含有一定量的 HCG，从而判定是否怀孕。HCG 是孕妇胎盘的滋养层细胞分泌的一种糖类激素，存在于孕妇血中和尿液中，非怀孕女性的血液和尿液中 HCG 含量非常低。

那么有哪些情况能引起尿液 HCG 阳性呢？

（1）正常怀孕的妇女尿中的 HCG 可在怀孕 2 个星期左右被常规试纸检测到，尿中 HCG 含量会逐渐升高，在孕中期达到最高峰，孕晚期开始逐步下降，直至婴儿出生。

（2）宫外孕患者，其滋养层细胞也会分泌 HCG，导致尿妊娠阳性。若是不及时检查治疗，任其发展，可导致宫外孕破裂、内出血、休克甚至死亡。

（3）女性生殖系统的肿瘤疾病，如葡萄胎，能导致尿 HCG 升高，若是任其发展下去，可导致大出血，或恶变成癌。

（4）患有子宫肌瘤的患者，部分子宫肌瘤细胞也会分泌 HCG，导致尿液 HCG 升高。

（5）更年期时黄体生成素会升高，因其与 HCG 有共同组成成分，故用尿妊娠试纸条检测，有时会出现结果假阳性。

所以，我们不能认为，尿妊娠试验阳性就代表怀孕，很多疾病都能导致尿妊娠阳性，还有部分过期的检测试剂也会出现假阳性。当然尿妊娠试验阴性，也不一定就代表没怀孕。在怀孕早期，甚至怀孕第七天，血中就能检测出 HCG，而尿中 HCG 浓度还是非常低，所以尿液HCG 还呈阴性。在备孕中或者计划要小孩的孕龄期女性检测出尿妊娠阳性，固然可喜，但是一定要去正规的医院做相应的检查，如血 HCG、腹部 B 超等检查，综合医生判断才能最终确定是不是怀孕。

五 肿瘤标志物升高＝癌症？

　　癌症几乎是一个令人"闻风丧胆"的字眼，我们害怕它，更是谈"癌"色变！近年来，我国的癌症发病率也在不断上升，在一些健康体检、退休职工体检、城乡老年人体检中，肿瘤标志物成为不可或缺的检查项目。要说体检报告单上什么检查项目最让人在意，非肿瘤标志物莫属！

1. 什么是肿瘤标志物？

　　肿瘤标志物是指特征性存在于恶性肿瘤细胞，或由恶性肿瘤细胞异常产生的物质，或是宿主对肿瘤的刺激反应而产生的物质，并能反映肿瘤发生、发展，监测肿瘤

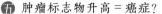

对治疗反应的一类物质。

2. 常见肿瘤标志物有哪些？

肿瘤标志物包括：甲胎蛋白（AFP）、癌胚抗原（CEA）、神经元特异性烯醇化酶（NSE），糖类抗原类包括糖类抗原125（CA125）、糖类抗原15－3（CA15－3）、糖类抗原19－9（CA19－9）、糖类抗原72－4（CA72－4）、糖类抗原24－2（CA24－2）、糖类抗原50（CA50）、前列腺特异性抗原（PSA）、细胞角蛋白19片段（CYFRA21－1）等。

（1）癌胚抗原（CEA）。

癌胚抗原主要针对的是结直肠癌、肺癌、胰腺癌、胃癌、肝癌、乳腺癌等。部分的良性肿瘤，如胰腺炎、溃疡结肠炎等，也可以见到该指标轻度升高，但升高程度远远低于恶性肿瘤。

（2）甲胎蛋白（AFP）。

甲胎蛋白是体检中筛查原发性肝癌的一个常用检查项目，如果指标明显增高，极有可能是肝癌。但部分肝炎和肝硬化的患者，有可能出现甲胎蛋白增高。妊娠期妇女甲胎蛋白增高是正常生理现象，所以出现甲胎蛋白的轻度升高不用太过于紧张。

（3）糖类抗原。

主要包括 CA19－9、CA125、CA15－3、CA72－4 等，其中 CA19－9 主要用于消化道肿瘤的判断，如胰腺癌、胆管癌、胆囊癌等。此外，消化系统疾病如胰腺炎和黄疸也会导致 CA19－9 升高；CA125 主要用于判断卵巢癌，但是出现女性盆腔炎、子宫内膜异位、行经期、卵巢囊肿、子宫肌瘤、胰腺炎、肺炎等时也会升高。CA15－3 主要用于判断乳腺癌，但是良性乳腺疾患、子宫内膜异位、卵巢囊肿等患者的血清 CA15－3 也可超过正常值。CA72－4 是目前筛查胃癌的最佳肿瘤标志物之一，若与 CA19－9 及 CEA 联合检测可以监测 70% 以上的胃癌。CA72－4 水平与胃癌分期呈正相关。

3. 肿瘤标志物升高＝癌症？

不一定！肿瘤标志物的升高，可能是其他疾病引起，比如感染、炎症、酗酒、吸烟等。当然，肿瘤标志物正常，也不能完全排除肿瘤。有的肿瘤从始至终其肿瘤标志物都不会升高；有的肿瘤标志物在早期正常，疾病发展到一定程度才会升高；肿瘤标志物种类很多，还有很多还在研究中。肿瘤的最终诊断需要由病理检查来确立，肿瘤标志物检查只是诊断早期癌症的辅助手段，不能够替代影像学检查和医生的检查，更不能代替病理检查。其次，肿瘤标志物并非肿瘤细胞特有，肿瘤标志物在产生过程中，受到体内一些生物活性因子的影响，不仅在恶性肿瘤和良性肿瘤癌变时产生，在良性疾病甚至正常情况下也会有异常，比如子宫内膜异位、炎症等。最后，导致肿瘤标志物升高的因素也有很多，睡不好、孕期、经期、服用药物等情况也会导致结果异常。

肿瘤标志物升高并非等于就一定是癌症。如果肿瘤标志物只是单项目轻度升高超过正常值的参考范围不太多，那么癌症可能性是比较低的。如果检测值持续增高，高于正常值的 2～3 倍以上或多个指标升高，那么提示有进一步检查的必要性，及时发现一些疾病的早期症状，尽早去进一步检查和治疗。

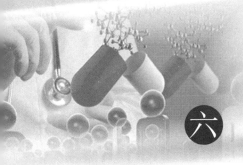

六 TORCH 阳性就不能怀孕？

孩子承载着父母的希望、也是父母梦想的延续！也许，每个夜晚，许许多多准备怀孕的孕龄期女性或者已怀孕的准妈妈都在做着同样一个梦：希望自己漂亮帅气的孩子能够早点健康平安地降临到这个世界，早上醒来，枕边的宝宝正在熟睡，宝宝打着轻微的鼾，弯弯的眉毛，粉嘟嘟的小脸……

可是，想要一个健康可爱的宝宝，孕前检查或者产前检查，是必不可少的。大概每一个准备怀孕或者已经怀孕的女性，都听说过"优生四项"，到了医院，也会要求做这样的检查。但"优生四项"究竟是怎么回事儿，大多数人并不十分清楚，其实就是一系列病原微生物的检查，简

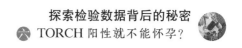

称 TORCH。

TORCH 分别是指什么呢？

孕妇患病后可能引起胚胎或胎儿发生先天性宫内感染、围产期感染进而导致围产儿发生畸形的一系列病原微生物的英文简称。T 即刚地弓形虫（toxoplasma，TOX），O 指其他病原体（如微小病毒 B19），R 即风疹病毒（rubella virus，RV），C 即巨细胞病毒（cytomegalo-virus，CMV），H 即单纯疱疹病毒（herpes simplex virus，HSV），合并简称为 TORCH。母亲在妊娠期间发生TORCH 感染可能导致胎儿流产和出生缺陷，尤以孕早期 TORCH 感染对胎儿的影响最大。

TORCH 筛查是检测体内相应病原体感染后产生的免疫球蛋白 IgM 和 IgG，据此评估免疫状况，提供妊娠时机的建议以及孕期筛查的项目和时间。孕前进行TORCH 筛查，可明确备孕妇女体内是否存在相应的抗体，及时发现急性感染，确定安全妊娠时间，避免在急性感染和活动性感染时受孕，并为孕期 TORCH 筛查结果的判读提供依据。对于孕前筛查 IgG 阴性的备孕妇女，可进行健康教育及接种疫苗。

下面来为大家具体分析。

（1）弓形体（TOX）感染。

一种人畜共患疾病，猫与其他动物是传染源。病原体经胎盘传播，可导致胎儿视觉、听觉、智力、中枢神经系统等多器官严重的功能障碍。后天感染轻型者常无症状，但血清中可查到抗体；重型者可引起各种症状，如高热、肌肉或关节疼痛、淋巴结肿大等。建议所有备孕妇女在孕前检测弓形体 IgG 和 IgM 的血清学水平，如果发生急性感染，自确诊感染 6 个月后再计划妊娠。孕前血清学检测弓形体 IgG 阳性、IgM 阴性，提示感染过 TOX，孕妇将获得终身免疫，胎儿患先天性弓形体病的概率很小。但要注意，存在自身免疫缺陷性疾病或应用糖皮质激素治疗时，可能再次激活弓形虫，造成胎儿感染。孕前 IgG 阴性说明未感染过弓形体，无免疫力，孕期易发生初次感染造成胎儿出生缺陷，妊娠期间弓形虫急性感染可严重影响胎儿健康。建议：①孕期避免接触猫、狗等动物的唾液和尿液、不与它们分享食物或共用器具。②蔬菜、水果清洗干净。③蛋、肉类要洗净并煮熟，器具生熟分开。④饭前便后洗手。⑤做好家居环境卫生，防止动物粪便污染食物。

（2）风疹病毒（RV）。

RV 感染是一种以斑丘疹、淋巴结肿大和发热为特征的感染性疾病,病毒经过呼吸道传播,人是其唯一的自然宿主。孕妇感染风疹多在怀孕 1～6 周时,除可致流产、死亡外,所生婴儿还可发生先天性风疹综合征。目前的医疗技术尚不能治疗。孕前接种 RV 疫苗能够有效预防孕期感染 RV,从而减少先天性风疹综合征的发生。IgM 抗体阳性提示有近期感染,IgG 抗体阳性提示既往感染或接种过 RV 疫苗,有免疫力。

（3）巨细胞病毒（CMV）。

仅在人与人之间传播,目前尚无有效的疫苗预防 CMV 感染。CMV 是常见的导致先天性感染和造成永久性残疾的病毒,发达国家将其列为导致先天性感染最高级别的病毒。CMV IgM 抗体阳性提示病人近期有巨细胞病毒感染,CMV IgG 抗体阳性提示既往感染过巨细胞病毒或复发感染并且具有一定的免疫保护力。CMV IgG 阳性孕妇应在孕早期和晚期监测尿液中病毒 DNA 的复制情况,及时发现复发感染。

（4）单纯疱疹病毒（HSV）。

主要引起疱疹性口腔炎、疱疹性角膜结膜炎、新生儿疱疹、疱疹性外阴阴道炎等。妊娠期间感染 HSV 增加自然流产、早产、死产和母婴传播的风险。HSV IgM 抗体阳性提示近期有单纯疱疹病毒感染。血清学 HSV IgG 可确定患者的免疫状态。HSV IgG 阳性，同时检测到 HSV-DNA 复制，提示复发感染；如果 IgG 阴性，同时检测到 HSV-DNA 复制，提示原发感染。HSV IgM 不适于生殖器疱疹的筛查和诊断。

最后用一张表格来总结

检查项目	临床意义	被感染风险
IgM（＋）IgG（＋）	近期感染，体内有抗体；近期复发感染或体内潜伏的病毒被激活	正被感染
IgM（＋）IgG（－）	初次感染处于急性期	正被感染
IgM（－）IgG（＋）	既往感染，有一定的免疫力	曾被感染，但风险低
IgM（－）IgG（－）	无感染史，体内无抗体，无免疫力	未被感染，但风险高

备注：（－）代表阴性　（＋）代表阳性

所以，TORCH 阳性是否可以怀孕，一定要注意是相应的 IgG 抗体阳性还是 IgM 抗体阳性，同时还要结合孕龄期妇女的免疫力情况综合判断。

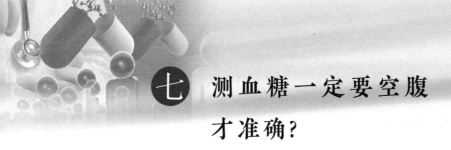

七 测血糖一定要空腹才准确?

　　糖尿病是一种常见病、多发病,随着社会的发展与人民生活水平的提高,糖尿病的患病率和发病率急剧攀升,高血糖、糖尿病已经不再是老年人高发的疾病。现在的年轻人大部分都很喜欢外卖和快餐,长久的高脂肪高糖饮食习惯,已经普遍导致很多人的血糖偏高。人们对高血糖、糖尿病的科学认识和重视程度也在不断提高,甚至有的家庭都备有简易快速的测血糖设备,那么测血糖一定要空腹才准确吗?

　　正常情况下,血糖浓度在一天之中是有轻度波动的,但基本也会保持在相对稳定的范围内,变化不大。测量血糖还是需要根据不同的目的选择不同的时间,那么什么时候测血糖更准确?

空腹:血糖正常值 3.9～6.1 mmol/L,一般是前一天晚上禁食 8～10 个小时之后,于第二天早上 9 点前抽血检查血糖。

糖耐量试验(OGTT):人体对其所摄入的葡萄糖的调控能力称为"葡萄糖耐量"。而人体对葡萄糖的耐受能力试验称为糖耐量试验。

糖耐量试验正常:空腹血糖<6.1 mmol/L,OGTT 两小时血糖<7.8 mmol/L。

糖耐量试验低减:空腹血糖<6.1 mmol/L,OGTT 两小时血糖介于 7.8～11.1 mmol/L。

糖耐量试验空腹血糖受损:空腹血糖介于 6.1～7.0 mmol/L,OGTT 两小时血糖≤7.8 mmol/L。

健康人的血糖调节机制是正常的,对葡萄糖有很强的耐受能力,无论吃进多少食物,血糖都能保持在正常范围内,即使一次性摄入大量的糖类食物,血糖浓度也只是暂时性地轻度升高,并且很快(2～3 小时)便可恢复到正常水平。

餐前血糖:在中餐和晚餐前检查,餐前检测可作为糖尿病治疗中对病情和药物剂量调整的依据。

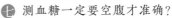
　　餐后 2 小时血糖：餐后 2 小时血糖≥11.1 mmol/L 就可诊断为糖尿病了。由于糖尿病前期患者胰岛 β 细胞不能分泌足够多的胰岛素，所以进餐后，现有的胰岛素无法快速调节血糖平衡，导致餐后血糖升高。

　　睡前血糖：用于指导夜间用药及睡前的加餐，以避免夜间发生低血糖，保证睡眠安全。

　　凌晨 3 点血糖：主要用于发现夜间低血糖及鉴别空腹高血糖的原因。

　　随机血糖：一天中任何时间都可以检查。当怀疑自己出现低血糖或高血糖时，随时都可以检查。

　　对于糖尿病患者来说，并不代表血糖一定要空腹检测才准，只有掌握正确的测血糖时间和时机，了解自己空腹血糖及餐后血糖的动态，才能更好地保护血管的结构及功能，进而降低心脑血管等并发症的发病风险。

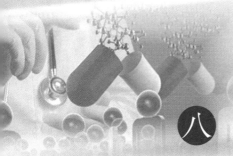

八　尿培养阴性可排除尿路感染？

　　尿培养阳性是诊断尿路感染的重要依据。如果反复尿培养结果都是阴性，是否认为可以排除尿路感染呢？那么接下来为大家分析可能的原因。

　　尿培养结果虽然阴性，但也要结合临床表现来判断。以下情况可出现假阴性结果：

　　（1）患者在最近2周内使用过抗菌药物，导致尿液中的细菌数量急剧减少，但还未彻底消灭，因细菌数量太少，导致尿培养结果阴性。

　　（2）尿液在膀胱内停留不足6小时，停留时间太短导致细菌没有足够的时间繁殖，在有尿频、尿急症状的患者中更为明显。

（3）饮水太多,稀释了菌尿,导致接种时刚好没有挑到有细菌的尿液,培养基上无细菌生长,导致尿培养阴性。

（4）细菌感染病灶与尿路不通。如在血行性肾盂肾炎的早期或出现尿路梗阻时,病人有明显尿路感染症状,但尿细菌培养阴性。

（5）尿路感染的排菌可呈间隙性,如慢性肾盂肾炎没有急性症状时,有些患者的尿细菌培养可为阴性,但在急性发作时,尿细菌培养则常为阳性。

（6）一些特殊的细菌只能在特殊的培养基内生长,一般培养基不能培养出来。

（7）在中段尿收集过程中没有严格按照标本规范留取,如在对外阴消毒的过程中,使用过多的消毒液而混入尿标本,抑制了细菌生长,出现假阴性结果。

（8）接种人员在技术上的操作不规范,也可能影响培养结果,导致培养阴性。

那么如何正确留取中段尿？

患者在留取标本的前一天晚上少饮水,若是女性患者,先用肥皂水清洗外阴部,男性患者翻转包皮,清洗尿道口,再以灭菌水冲洗尿道口,然后弃去前端尿,留取中段尿 5～10 ml 与灭菌容器内,立即加盖送检。

所以,对于尿培养阴性要分析其原因,不要盲目定性,考虑检验的同时还要结合临床进行综合诊断及治疗,才能确定尿培养阴性到底能不能排除尿路感染。

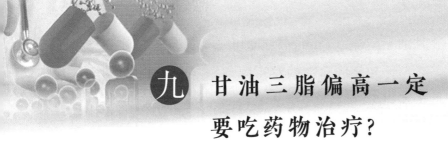

九　甘油三脂偏高一定要吃药物治疗？

在一年一度老年人体检过后，只见一位张大爷神情紧张地跑到检验科，拿出他的化验单焦急地问我们："医生，医生，快看看我上次的检验报告，我这个甘油三脂（TG）指标不正常，有一点偏高，要紧吗？需要吃药吗？"

那么，问题来了，甘油三脂指标偏高需要吃药吗？

我们先来了解一下什么是甘油三脂。甘油三脂又称为中性脂肪，是甘油分子与脂肪酸反应所形成的脂类，为血脂的其中一种组成部分，具有为细胞代谢提供能量的功能。甘油三脂测定为血脂检查中的一项重要内容，代表血浆中各脂蛋白所含甘油三脂的总和。

人体甘油三脂的参考范围为 $0.45\sim1.7\,\mathrm{mmol/L}$，当

甘油三脂＞1.7 mmol/L 即可视为升高。甘油三脂水平受遗传和环境因素的双重影响,与种族、年龄、性别以及生活习惯(如饮食、运动等)有关。甘油三脂水平在个体内及个体间变异大,同一个体甘油三脂水平受饮食和不同时间等因素的影响,所以同一个体在多次测定时,甘油三脂值可能有较大差异。血液中甘油三脂主要来源于肠道吸收、肝脏合成,若脂肪摄入过多或代谢异常,均可导致甘油三脂异常升高。

甘油三脂偏高,哪些情况下是不需要吃药的呢?

如果是由于近期摄入油脂食物过多,甚至出现过度肥胖、酗酒等不良因素造成甘油三脂偏高,可以通过控制饮食、合理减肥、适当运动、戒酒等改善生活方式,使甘油三脂水平下降,此时可能不需要吃药,也不会对人体造成较大影响。部分人群因使用某种药物,药物副作用导致脂代谢异常,可造成甘油三脂高,此时也不需要吃降血脂药治疗,在医生指导下停用原来的药或更换其他药物即可。

甘油三脂偏高,哪些情况是需要吃药的呢?

糖尿病、甲状腺功能减退、肾病综合征等疾病,均可导致甘油三脂高,患者还可伴随高血压、冠心病等其他疾

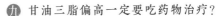
病。若通过生活干预治疗无法达到理想效果，就需要遵医嘱吃药，进行降脂治疗。常用的降甘油三脂药物有非诺贝特片、苯扎贝特缓释片、阿昔莫司胶囊等，并需要定期复查血脂水平变化情况，进行治疗方案调整。

所以，甘油三脂高时要不要吃药，还需分情况而定！

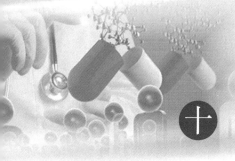

十　丙肝抗体阴性可排除感染丙肝病毒？

　　丙型病毒性肝炎，简称"丙肝"，是由丙型肝炎病毒导致的传染病，是我国重点关注的公共卫生问题之一。患者临床症状表现为食欲下降、恶心，部分患者可能出现黄疸。当肝炎症状不断进展可发展为终末期肝病。丙肝主要通过血液传播、性传播和母婴传播。目前，通常采用丙肝病毒抗体和丙肝病毒核酸检测。抗体检验具有操作简便快速，在临床上应用十分普及。核酸检验精准度高，在病毒感染 2 周左右内被诊断出，同时能够反映丙肝是否具有传染性及病毒活跃程度，但是由于病毒核酸容易降解，受多种因素影响，对实验室与设备要求较高，必须拥有聚合酶链式反应（PCR）实验条件。

虽然丙肝抗体的检测在临床上应用广泛，但是人们对其结果的解读往往存在着误区，误认为结果阴性就代表没有感染丙肝病毒。实际上，丙肝抗体对早期诊断是有局限性的。当人体感染丙肝，会有约 70 天的"窗口期"，有些甚至长达 8 个月之久，在这段时间里，虽然体内有病毒，但是抗体还未产生，这时抗体的检验结果是阴性的。另外，一些免疫系统未发育成熟、接受血液透析治疗或接受免疫抑制治疗的丙肝患者，其抗体通常也会呈现出阴性结果。因此，丙肝抗体阴性不可以排除丙肝病毒感染。临床医生需要根据病情，综合判断，可结合丙肝核酸检测来提高诊断检出率，为早期治疗提供有用信息。

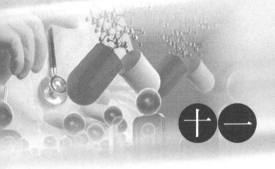

十一 D-二聚体升高说明有深静脉血栓生成?

　　血液中凝血、抗凝、纤溶三大系统的运作是复杂奥妙的,三者相互矛盾又相互动态平衡是正常机体维持血液正常流动的关键。深静脉血栓形成(DVT)是指血液在深静脉内异常凝结形成小凝块后,阻塞管腔而导致的静脉回流障碍性疾病,诱发性因素包括创伤、手术、高龄、妊娠、肿瘤、口服避孕药、外科手术、自身免疫性疾病等。为辅助诊断该疾病,临床医生通常会为患者开具一些凝血项目进行化验,例如凝血酶原时间(PT)、部分活化凝血活酶时间(APTT)、凝血酶时间(TT)、纤维蛋白原(FIB)、D-二聚体(D-D)、纤维蛋白降解产物(FDP)等。目前,在这些项目中,D-二聚体是排除该疾病的最为重要的一

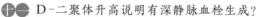

个指标,但不能用于诊断该疾病。

那么,什么是D-二聚体？它又是如何产生的？

血纤维蛋白是由凝血酶作用于血纤维蛋白原而形成的一种蛋白质。纤维蛋白的单体为可溶形式,多个纤维蛋白单体交联后形成的多聚体为不可溶形式。这种不可溶的纤维蛋白是血栓的主要成分。当血栓形成时,体内的纤溶系统会被激活,从而降解交联的纤维蛋白,降解产物中最小的交联片段就叫作D-二聚体。因此,在DVT患者中,D-二聚体浓度是升高的。但除了DVT,D-二聚体升高还常见于:老年人、癌症、感染、炎症、缺血性心脏病、卒中、外周动脉疾病、动脉瘤破裂或主动脉夹层、怀孕、外伤、手术等。由此可见,D-二聚体升高不一定代表DVT,也有可能是以上所说的一些情况所导致的,但D-二聚体浓度正常(低于临床界值)可以作为排除DVT的依据,也就是起到阴性排除的作用。

D-二聚体检测的基本原理都是基于抗原抗体反应,与D-二聚体反应的单克隆抗体也能与交联纤维蛋白及其他纤维蛋白降解产物(FDP)反应。因此,D-二聚体检测并不是检测一种产物,而是一组产物。至今尚无国际统一标准的单抗和统一的参考方法,目前常用的有30多

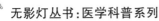

种检测方法和 20 多种单抗。主要有乳胶凝集法、胶体金免疫渗透法、酶联免疫吸附法、免疫荧光法、免疫比浊法、化学发光法等。由于方法学的差异，不同试剂测定同一份标本中的 D-二聚体浓度往往不具有可比性。各实验室应建立自己的参考区间和用于排除深静脉血栓和肺栓塞的临界值。

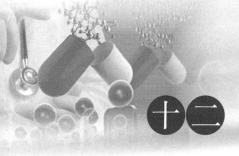

十二 中午不吃饭下午去采血也跟空腹一样?

采血时,我们常常会被问到"早饭吃了吗?""是不是空腹?"这一类问题。医生一般都会叮嘱患者或体检者第二天一早空腹抽血,但很多人不明白其中的原因。至于要如何空腹,空腹能否喝水,更是大家的知识盲区。有的人因为上午没空,一整天不吃不喝到下午再去采血,有的人误以为空腹越久结果越准确,有意挨饿到下午再去采血,有的人吃了早饭,认为不吃中饭下午去采血也算空腹。往往在此情况下,采血护士会拒绝采血请求,于是患者便和护士起争执:"我没吃东西,就是空腹!为什么不给我采血?"

为了解答这一疑问,我们首先要了解一下什么是严格意义上的空腹：患者在采血前不宜改变饮食习惯，24小时内不宜饮酒，空腹要求至少禁食 8 小时，以 12～14小时为宜，但不宜超过 16 小时，宜安排在上午 7 点至 9点之间采血，空腹期间可少量饮水。

糖代谢和血脂相关指标是临床最常见的空腹采血项目。空腹血糖是筛检糖尿病最常用的检测项目，同时也是了解糖尿病患者血糖控制水平以及制定和调整治疗方案的一个重要依据。人体的自我调节功能是非常强大的，当处于饥饿状态时，身体会启动一系列代谢活动，这样就会造成血液中的血糖水平失真，可能偏高或偏低，从而可能掩盖患者真实的病情。同样，血脂的检测也会因为空腹时间过久造成结果失真。因此，若未严格遵循空腹采血的要求，化验出来的结果便不能反映人体内某些指标的真实情况，容易漏诊、误诊。

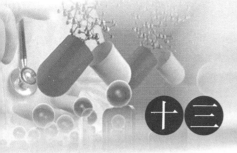

十三　得了糖尿病在家里自测血糖就可以吗？

很多糖尿病患者，"被"推荐购买便携式血糖仪时就会产生这样的误解，买个血糖仪在家自测就可以了。若要在家自测的话，你需要做好如下的准备：

（1）掌握 WS/T 781—2021《便携式血糖仪临床操作和质量管理指南》各个参数与技术方法。

（2）购买合规的便携式血糖仪掌握对应血糖仪原理与影响因素、每年至少两次与大型生化设备比对的条件与技术。

（3）具有完善室内质量控制的条件与方法。

显然绝大多数人是不具备这样的条件的，因此得了糖尿病，血糖在家里自测就可以了的观念是不正确的。

因为一个不准确的检测结果,比没有检测结果还要糟糕。试想一下本来很高的血糖值,由于仪器等问题,自测的结果为正常,仅因为这个虚假正常的结果而不去医院复查会带来多么可怕的后果。

那么是否家用便携血糖仪就一无是处了呢?首先患者需要了解仪器的基本原理,正规渠道购买有医疗器械许可的仪器,同时注意试纸的有效期与保存条件,根据医嘱定期到医院复查,不可根据家里的血糖仪数值随意调整药量与药物类型,该结果仅可作为辅助监测变化指标。血糖仪最好每年做两次与标准仪器的比对,当血糖浓度<5.5 mmol/L 时,检测结果差异应在 ±0.83 mmol/L 的范围内;当血糖浓度≥5.5 mmol/L 时,检测结果差异应在 ±15%范围内。如果没条件进行比对,可以在去医院复查血糖抽血的同时,也用家用机做一个比对,比对标准同上,若超出范围须到专业机构检测维修或更换。

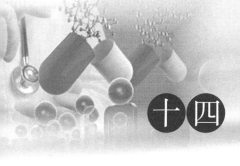

十四 出现血肿或淤青是由于采血不当引起的？

　　"你这采血水平也太差了，我胳膊都肿了""你会不会抽血啊，你看这么大片淤青。"检验科经常会听到患者或其家属的抱怨与投诉。不正确的采血会发生血肿等情况，但绝大多数情况是患者或家属采血后不正确的处理导致的。正规医院或医疗机构采血人员上岗前都会有正规的培训与考核，确保能独立完成相应操作。

　　为什么会造成血肿或淤青呢？

　　首先我们要知道血肿或淤青是如何产生的，其实原理很简单，就是采血操作后血管会有一个小洞，皮肤也有一个小洞，之间是结缔组织。这时如果血管的血流到结缔组织中在皮下形成较高的压力，就会形成一个凸起，这就是血肿。如果是渗透到结缔组织中，压力较低就会形成淤青，也就是常说的皮下出血。当然这还与血管收缩功能、血浆凝血功能、血小板功能、结缔组织致密程度有关。

那采血后应该如何正确地处理呢？其实也很简单，正常人静脉采血后垂直按压出血口 5～10 分钟，动脉采血 15～30 分钟，期间绝对不能减压和揉搓。如果服用抗凝药物或凝血等功能不正常的患者根据自身情况，一般需要按压 30 分钟及以上。

如果出现淤青也不必太过担心，在排除血液相关疾病的情况下，一般一周左右会自行完全被自身吸收而消退。

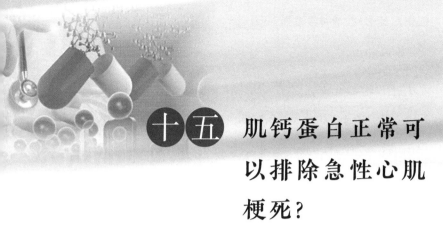

十五 肌钙蛋白正常可以排除急性心肌梗死？

肌钙蛋白正常是不能排除急性心肌梗死的。

首先从急性心肌梗死的诊断标准来说，满足以下 2 条即可诊断为急性心肌梗死：①缺血性胸痛的临床病史。②心电图的动态演变。③心肌坏死的血清心肌标志物浓度的动态改变。肌钙蛋白就是心肌坏死的血清心肌标志的一种，也就是说肌钙蛋白正常也可以诊断为急性心肌梗死。

肌钙蛋白在外周血的升高是有时间延迟的，一般高敏肌钙蛋白会在心肌发生梗死后 2 小时左右可有检出的变化，常规肌钙蛋白在心肌梗死发生后 3～5 小时有可检出的变化，若在时间窗口期检测会出现假阴性。对于无心电图改变的高危患者,临床上通常采用每间隔1~2小时检测一次的方式观察心肌标志物的动态变化,需要多次结果均为阴性时才能排除急性心肌梗死。

目前有一些研究显示高敏肌钙蛋白对急诊入院患者的急性心肌梗死的排除正确率可以达到99%以上,但考虑到急性心肌梗死的危害性巨大,很可能是致命的,临床上目前没有采用仅仅单一一次肌钙蛋白指标正常排除急性心肌梗死。

（胡　佳　彭　荣　姚嘉怡　林见敏）

参考文献

1. 康俊玲.完善分析前质量控制提高检验标本质量［J］.临床医药文献电子杂志,2016,3(57):11444－11446.

2. 王前,王建中.临床检验医学［M］.北京:人民卫生出版社,2015.

3. 牛爱军,王开森,张玮玮,等.医学检验自动化流水线信息化管理系统的构建及应用［J］.国际检验医学杂志,2012,33(14):1784－1786.

4. 朱晶,潘柏申.临床检验结果自动审核应用进展［J］.临床检验杂志,2018,36(12):886－890.

5. 苏红专,张益明,王占科,等.重视和加强医院检验科工作目标及其学科定位[J].国际检验医学杂志，2020,41(16):2041-2045.

6. 陈洪卫,侯彦强.区域医学检验中心信息化平台建设[J].中华检验医学杂志,2020,43(11):1055-1061.

7. 中国临床血脂检测指南[J].中华检验医学杂志,2022,45(10):1017-1033.

8. 周新,涂值光.临床生物化学和生物化学检验[M].3版.北京:人民卫生出版社,2003.

9. 姜丽芳.影响临床血液生化检验标本结果准确性的因素探析及临床检验效果[J].当代医学,2022,28(9):28-30.

10. 丁磊,王青,王剑飚,等.临床检验一万个为什么.基础检验分册[M].北京:人民卫生出版社,2018.

11. 倪培华,唐振华,徐晓萍.临床检验一万个为什么.生物化学检验分册[M].北京:人民卫生出版社,2017.

12. 尚红,王毓三,申子瑜.全国临床检验操作规程[M].北京:人民卫生出版社,2015.

13. 黄新宝,李新艳,姚德耀,等.血液检验阳性结果的复核与相关质量体系的建立[J].中国输血杂志,2008,21(11):867.

14. 马跃飞,林寿榕,李雯,等.急诊检验结果复核制度实施 4 年回顾[J].临床检验杂志,2014,32(7):542 – 544.

15. 王治国.临床检验生物学变异与参考区间[M].北京:人民卫生出版社,2012.

16. 黎海生,熊林怡,张鸿伟,等.急诊检验报告周转时间的实时监控及持续改进[J].重庆医学,2016,45(8):1128 – 1131.